普通高等教育“十四五”规划教材
普通高等学校动物医学类专业系列教材

U0965258

动物性食品卫生学实验教程

第2版

张　磊　石玉祥　主编
赵月兰　主审

中国农业大学出版社
·北京·

内 容 简 介

本教材包括实验和实习两部分内容。实验部分主要介绍动物性食品中菌落总数的测定、大肠菌群的测定、沙门菌检验、旋毛虫的检验、有害化学物质的检验、肉品新鲜度的综合检验，各类动物性食品的卫生检验及卫生评价，病、死畜禽肉的鉴定与处理，屠宰污水卫生质量检测等。实习部分主要介绍肉类联合加工企业的教学参观，屠宰加工厂各检验岗位的检验操作程序要点，家禽、家兔的宰前检验、宰后检验技术等。

本教材内容丰富，重点突出，知识体系、深度、广度适合现阶段教学的需要。同时，本书还可作为基层兽医工作者，动物防疫与检疫、检测人员以及从事相关科研工作人员和研究生等的实用参考书。

图书在版编目(CIP)数据

动物性食品卫生学实验教程/张磊，石玉祥主编. --2版. --北京：中国农业大学出版社，2024.11

ISBN 978-7-5655-2934-4

Ⅰ.①动… Ⅱ.①张… ②石… Ⅲ.①动物性食品-食品卫生-实验-高等学校-教材 Ⅳ.①R155.5-33

中国国家版本馆CIP数据核字(2023)第009795号

书　名　动物性食品卫生学实验教程　第2版
Dongwuxing Shipin Weishengxue Shiyan Jiaocheng
作　者　张　磊　石玉祥　主编　　赵月兰　主审

策划编辑　张　程　　责任编辑　张　程
封面设计　郑　川　李尘工作室
出版发行　中国农业大学出版社
社　址　北京市海淀区圆明园西路2号　　邮政编码　100193
电　话　发行部 010-62733489,1190　　读者服务部 010-62732336
编辑部 010-62732617,2618　　出　版　部 010-62733440
网　址　http://www.caupress.cn　　**E-mail** cbsszs@cau.edu.cn
经　销　新华书店
印　刷　北京溢漾印刷有限公司
版　次　2024年11月第2版　　2024年11月第1次印刷
规　格　170 mm×228 mm　　16开本　　11.25印张　　201千字
定　价　36.00元

第2版编审人员

主　编　张　磊　石玉祥

副主编　李全福　胡宗福

编写单位及人员（以单位首字笔画为序）

山东农业大学	刁有祥　唐　熠
广东海洋大学	李迎春
天津农学院	马吉飞
内蒙古民族大学	胡宗福
北京农学院	孙英健
吉林农业大学	王龙涛
佛山科学技术学院	娄　华　覃丽梅
河北工程大学	石玉祥
河北北方学院	李全福
河北农业大学	张　磊　王传文
河北医科大学	庞向红
河北科技师范学院	张艳英　吴同垒
唐山职业技术学院	赵金芳
廊坊职业技术学院	王飒爽
黑龙江八一农垦大学	杨玉英

主　审　赵月兰（河北农业大学）

第1版编审人员

主　　编　赵月兰　王雪敏

副 主 编　张　磊　李全福　姚春雨

编写单位及人员　（以单位首字笔画为序）

山东农业大学	刁有祥
广东海洋大学	李淑芳
天津农学院	马吉飞
内蒙古民族大学	姚春雨
北京农学院	孙英健
吉林农业大学	王龙涛
佛山科学技术学院	陆英杰　娄　华
河北工程大学	王雪敏
河北北方学院	庞向红　李全福
河北农业大学	王建永　张　磊　赵月兰
河北科技师范学院	张艳英
唐山职业技术学院	赵金芳
廊坊职业技术学院	王飒爽
黑龙江八一农垦大学	杨玉英

主　　审　秦建华（河北农业大学）

张　勤（河北省畜牧兽医研究所）

第 2 版前言

《动物性食品卫生学实验教程》第 1 版于 2011 年 1 月由中国农业大学出版社出版，已在相关高等农业院校使用 10 余年，对培养动物医学、动物防疫与检疫、动物产品加工与检验专业人才及食品卫生监督与检测人员起到了重要作用。目前，动物性食品卫生检验与检疫的相关学科发展迅速，相关的法律法规及食品卫生标准、检验规程等不断修订和完善，为了及时采纳最新的法律法规和国家标准及新的检验方法，更好地适应教学需要，更新教程内容，落实好立德树人根本任务，推动习近平新时代中国特色社会主义思想和党的二十大精神进课堂、进教材、进头脑，经出版社和各位编委的分析讨论，决定对原教材进行修订。

第 2 版教材继续秉承“创新、科学和实用”的编写宗旨，进一步体现“新颖、规范、简明、实用、易操作”的特点，各实验、实习内容的编写，均参考最新的国家标准，对第 1 版教材进行了全面、系统的修订，具体编写分工如下。实验部分：实验一由李全福修订；实验二由庞向红修订；实验三由赵金芳和王传文修订；实验四由石玉祥和杨玉英修订；实验五由李迎春修订；实验六由马吉飞修订；实验七由刁有祥和唐熠修订；实验八由胡宗福和赵金芳修订；实验九由孙英健修订；实验十由王龙涛修订；实验十一和实验十二由娄华和覃丽梅修订；实验十三由张艳英和吴同垒修订；实验十四由王飒爽修订。实习部分：实习一由杨玉英修订；实习二由张磊修订；实习三由石玉祥修订；实习四由胡宗福修订。全书由张磊统稿。

本教材在修订过程中得到了中国农业大学出版社、河北农业大学等单位的支持，河北农业大学赵月兰教授对书稿进行全面的审阅，并提出宝贵的意见和建议，在此一并表示衷心的感谢。

由于时间仓促和编者水平有限，本教材的不足之处在所难免，恳请广大读者批评指正。

编　者

2023 年 5 月

第1版前言

动物性食品卫生学是一门政策性很强的学科，包括动物性食品卫生的理论知识和检验技术。动物性食品卫生学实验实习是“动物性食品卫生学”的重要内容，是理论联系实际的重要环节，因此，教师应按照教学大纲的要求确定实验实习项目。本教材作为面向动物医学及动物防疫与检疫等专业的主干课程——动物性食品卫生学的实验实习教材，是在借鉴以往相关教材优点的基础上，结合目前动物性食品卫生工作的特点和本学科的最新研究与发展动态编写而成。本书编写的总原则是“创新、科学和实用”，立足较成熟的理论和技术，同时收集了最能体现当前发展趋势和方向的前沿技术，参考和引用了最新的法规和国家标准，使各类食品的检验方法更具规范性和可操作性，在内容上体现实用、先进的动物性食品检验检疫技术特点。

本教材包括检验原理、检验技术、有害成分在食品中允许含量标准，还包括屠宰加工厂各检验岗位的检验操作技术等教学实习内容。本书在确保满足教学需要的同时，还可作为基层兽医工作者、动物防疫与检疫人员、食品卫生监督与检测人员以及相关科研工作者和研究生等的实用参考书。

动物性食品卫生学实验实习的教学方法，必须立足于调动学生的学习积极性，使学生在教师指导下独立完成实验实习任务。学生除认真操作实验实习外，还要做好实验实习记录，结束后教师应对本次实验实习进行简单小结。作业（实习报告）根据内容的不同可在课内完成，也可在课后完成，最后由教师填写评语、评定成绩。

本教材在编写过程中得到了中国农业大学出版社、河北农业大学等单位的大力支持，河北农业大学秦建华教授和河北省畜牧兽医研究所张勤教授对书稿进行了全面的审阅，并提出了宝贵的意见和建议，在此一并表示衷心的感谢。

由于时间仓促和编者水平有限，本教材的不足之处在所难免，恳请广大读者批评指正。

编　者

2010年10月

目　　录

第一部分　实验 …… 1
实验一　动物性食品中菌落总数的测定 …… 3
实验二　动物性食品中大肠菌群的测定 …… 8
实验三　动物性食品中沙门菌的检验 …… 15
实验四　猪肉中旋毛虫的检验 …… 28
实验五　动物性食品中有害化学物质的检验 …… 34
实验六　肉品新鲜度的综合检验 …… 55
实验七　肉制品的卫生检验 …… 67
实验八　肉类罐头食品的卫生检验 …… 78
实验九　食用动物油脂的卫生检验 …… 87
实验十　病、死畜禽肉的鉴定 …… 93
实验十一　乳与乳制品的卫生检验 …… 98
实验十二　蛋与蛋制品的卫生检验 …… 124
实验十三　鲜鱼的卫生检验 …… 133
实验十四　屠宰污水中溶解氧和生化需氧量的测定 …… 137
第二部分　实习 …… 147
实习一　肉类联合加工企业的教学参观 …… 149
实习二　屠宰加工厂各检验岗位的检验操作 …… 153
实习三　家禽的宰前检验与宰后检验 …… 160
实习四　家兔的宰前检验与宰后检验 …… 162
参考文献 …… 164

第一部分

实　　验

实验一　动物性食品中菌落总数的测定

一、实验目的与要求

掌握动物性食品中菌落总数测定方法、菌落计数方法和报告方式。

二、器材与试剂

1. 设备和材料

除微生物实验室常规灭菌及培养设备外，其他设备和材料如下。

恒温培养箱：(36±1)℃，(30±1)℃；冰箱：2～5 ℃；恒温装置：(48±2)℃；天平：感量为 0.1 g；均质器；振荡器；无菌吸管：1 mL(具 0.01 mL 刻度)、10 mL(具 0.1 mL 刻度)或微量移液器及吸头；无菌锥形瓶：容量 250 mL、500 mL；无菌培养皿：直径 90 mm；pH 计或 pH 比色管或精密 pH 试纸；放大镜或/和菌落计数器。

2. 培养基和试剂

(1)平板计数琼脂培养基　胰蛋白胨 5.0 g，酵母浸膏 2.5 g，葡萄糖 1.0 g，琼脂 15.0 g，蒸馏水 1 000 mL，将上述成分加入蒸馏水中，煮沸溶解，调节 pH 为 7.0±0.2。分装于试管或锥形瓶中，121 ℃高压灭菌 15 min。

(2)无菌磷酸盐缓冲液

贮存液：称取 34.0 g 的磷酸二氢钾溶于 500 mL 蒸馏水中，用约 175 mL 的 1 mol/L 氢氧化钠溶液调节 pH 为 7.2，用蒸馏水稀释至 1 000 mL，贮存于冰箱。

稀释液：取贮存液 1.25 mL，用蒸馏水稀释至 1 000 mL，分装于适宜容器中，121 ℃高压灭菌 15 min。

(3)无菌生理盐水　称取 8.5 g 氯化钠溶于 1 000 mL 蒸馏水中，121 ℃高压灭菌 15 min。

三、实验内容与方法

菌落总数(aerobic plate count),即食品检样经过处理,在一定条件下(如培养基、培养温度和培养时间等)培养后,所得每克或每毫升检样中形成的微生物菌落总数。

菌落总数的检验采用常规检验方法,即国家标准检验方法。GB 4789.2—2022《食品安全国家标准　食品微生物学检验　菌落总数测定》的检验程序如图 1-1 所示。

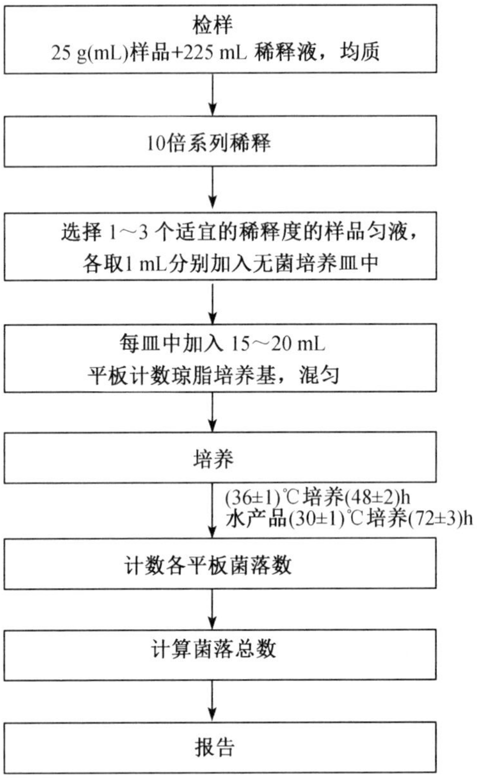

图 1-1　菌落总数测定的检验程序

1. 样品的稀释

①固体和半固体样品均质。称取 25 g 样品加入盛有 225 mL 无菌磷酸盐缓冲液或无菌生理盐水的无菌均质杯内,8 000～10 000 r/min 均质 1～2 min,或放入

盛有 225 mL 稀释液的无菌均质袋中，用拍击式均质器拍打 1～2 min，制成 1∶10 的样品匀液。

②液体样品。用无菌吸管吸取 25 mL 样品，加入盛有 225 mL 无菌磷酸盐缓冲液或无菌生理盐水的无菌锥形瓶（瓶内预置适当数量的无菌玻璃珠）中，充分混匀，制成 1∶10 的样品匀液。

③用 1 mL 无菌吸管或微量移液器吸取 1∶10 样品匀液 1 mL，沿管壁缓慢注于盛有 9 mL 稀释液的无菌试管中（注意吸管或吸头尖端不要触及稀释液面），在振荡器上振荡混匀，制成 1∶100 的样品匀液。

④按程序③操作，制备 10 倍系列稀释样品匀液。每递增稀释 1 次，换用 1 次 1 mL 无菌吸管或吸头。

⑤根据对样品污染状况的估计，选择 1～3 个适宜稀释度的样品匀液（液体样品可包括原液），吸取 1 mL 样品匀液于无菌平皿内，每个稀释度做两个平皿。同时，分别吸取 1 mL 空白稀释液加入两个无菌平皿内做空白对照。

⑥及时将 15～20 mL 冷却至 46～50 ℃的平板计数琼脂培养基[可放置于(48±2)℃恒温装置中保温]倾注平皿，并水平旋摇平皿（用力要轻缓，防止混合液溢出）使其混合均匀。

2. 培养

①待琼脂凝固后，将平板翻转，(36±1)℃培养(48±2)h。水产品(30±1)℃培养(72±3)h。

②如果样品中可能含有在琼脂培养基表面蔓延生长的菌落时，可在凝固后的琼脂表面覆盖一薄层平板计数琼脂培养基（约 4 mL），凝固后翻转平板，按程序①的条件进行培养。

3. 菌落计数

可用肉眼观察，必要时用放大镜或菌落计数器，记录稀释倍数和相应的菌落数量。菌落计数以菌落形成单位（colony forming unit，CFU）表示。

①选取菌落数为 30～300 CFU、无蔓延菌落生长的平板，计数菌落总数。低于 30 CFU 的平板记录具体菌落数，大于 300 CFU 的可记录为多不可计。

②其中一个平板有较大片状菌落生长时，则不宜采用，应以无片状菌落生长的平板作为该稀释度的菌落数；若片状菌落不到平板的一半，而其余一半菌落分布又很均匀，即可计算半个平板菌落乘以 2，代表一个平板菌落数。

③当平板上出现菌落间无明显界线的链状生长时，则将每条单链作为一个菌落计数。

4. 结果与报告

(1)菌落总数的计算方法

①若只有一个稀释度平板上的菌落数在适宜计数范围内,则计算两个平板菌落数的平均值,再将平均值乘以相应稀释倍数,作为每克或每毫升样品中菌落总数结果。

②若有两个连续稀释度的平板菌落数在适宜计数范围内时,按下式计算:

$$N=\frac{\sum C}{(n_1+0.1n_2)d}$$

式中,N—样品中菌落数;$\sum C$—平板(含适宜范围菌落数的平板)菌落数之和;n_1—第一稀释度(低稀释倍数)平板个数;n_2—第二稀释度(高稀释倍数)平板个数;d—稀释因子(第一稀释度)。

③若所有稀释度的平板上的菌落数均大于 300 CFU,则对稀释度最高的平板进行计数,其他平板可记录为多不可计,结果按平均菌落数乘以最高稀释倍数计算。

④若所有稀释度的平板上的菌落数均小于 30 CFU,则应按稀释度最低的平均菌落数乘以稀释倍数计算。

⑤若所有稀释度(包括液体样品原液)平板均无菌落生长,则以小于 1 乘以最低稀释倍数计算。

⑥若所有稀释度的平板上的菌落数均不为 30～300 CFU,其中一部分小于 30 CFU 或大于 300 CFU 时,则以最接近 30 CFU 或 300 CFU 的平均菌落数乘以稀释倍数计算。

(2)菌落总数的报告

①当菌落数小于 100 CFU 时,按"四舍五入"原则修约,以整数报告。

②当菌落数大于或等于 100 CFU 时,第 3 位数字采用"四舍五入"原则修约后,取前 2 位数字,后面用 0 代替位数;也可用 10 的指数形式来表示,按"四舍五入"原则修约后,采用 2 位有效数字。

示例见表 1-1。

表 1-1　稀释度与菌落数

稀释度	菌落数/CFU
1∶100(第一稀释度)	232,244
1∶1 000(第二稀释度)	33,35

$$N=\frac{\sum C}{(n_1+0.1n_2)d}$$

$$=\frac{232+244+33+35}{[2+(0.1\times2)]\times10^{-2}}=\frac{544}{0.022}=24\ 727$$

上述数据按修约后，表示为 25 000 或 2.5×10^4。

③若所有平板上均为蔓延菌落而无法计数，则报告菌落蔓延。

④若空白对照上有菌落生长，则此次检测结果无效。

⑤称重取样以 CFU/g 为单位报告，体积取样以 CFU/mL 为单位报告。

四、实验报告

根据检验结果，报告被检食品的菌落总数，并对检样卫生状况进行评价。

实验二　动物性食品中大肠菌群的测定

一、实验目的与要求

掌握动物性食品中大肠菌群最可能数(most probable number,MPN)及 CFU 的测定方法和报告方式;熟悉大肠菌群 MPN 检验中各种培养基的配制(拓展知识 2-1)。

二、器材与试剂

1. 设备和材料

除微生物实验室常规灭菌及培养设备外,其他设备和材料如下。

恒温培养箱:(36±1)℃;冰箱:2～5 ℃;恒温水浴箱:(46±1)℃;天平:感量 0.1 g;均质器;振荡器;无菌吸管:1 mL(具 0.01 mL 刻度)、10 mL(具 0.1 mL 刻度)或微量移液器及吸头;无菌锥形瓶:容量 500 mL;无菌培养皿:直径 90 mm;pH 计或 pH 比色管或精密 pH 试纸;菌落计数器。

2. 培养基和试剂

①月桂基硫酸盐胰蛋白胨(lauryl sulfate tryptose,LST)肉汤。

②煌绿乳糖胆盐(brilliant green lactose bile,BGLB)肉汤。

③结晶紫中性红胆盐琼脂(violet red bile agar,VRBA)。

④无菌磷酸盐缓冲液。

⑤无菌生理盐水。

⑥1 mol/L 氢氧化钠(NaOH)溶液。

⑦1 mol/L 盐酸(HCl)溶液。

三、实验内容与方法

大肠菌群(coliforms),即在一定培养条件下能发酵乳糖、产酸产气的需氧菌和兼性厌氧革兰氏阴性无芽孢杆菌。

(一)大肠菌群 MPN 计数法

大肠菌群 MPN 是指 1g(mL)检样内所含大肠菌群的最可能数,是基于泊松分布的一种间接计数方法。MPN 法是统计学和微生物学结合的一种定量检测法。待测样品经系列稀释并培养后,根据其未生长的最低稀释度与生长的最高稀释度,应用统计学概率论推算出待测样品中大肠菌群的最大可能数。大肠菌群 MPN 计数法按照 GB 4789.3—2016《食品安全国家标准　食品微生物学检验　大肠菌群计数》第一法的检验程序见图 2-1。

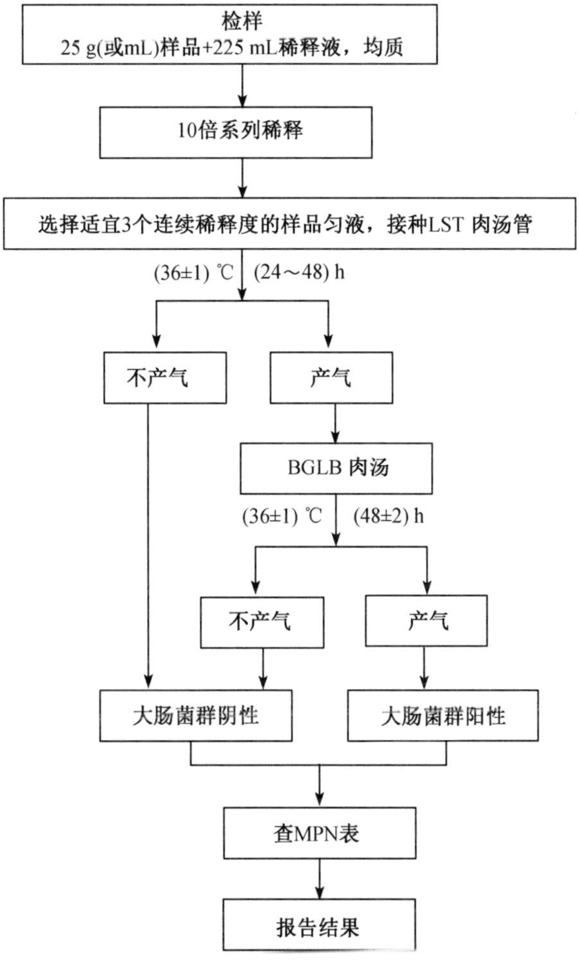

图 2-1　大肠菌群 MPN 计数法检验程序

1. 样品的稀释

①固体和半固体样品均质。称取 25 g 样品，放入盛有 225 mL 无菌磷酸盐缓冲液或无菌生理盐水的无菌均质杯内，8 000～10 000 r/min 均质 1～2 min，或放入盛有 225 mL 无菌磷酸盐缓冲液或无菌生理盐水的无菌均质袋中，用拍击式均质器拍打 1～2 min，制成 1∶10 的样品匀液。

②液体样品。以无菌吸管吸取 25 mL 样品加入盛有 225 mL 无菌磷酸盐缓冲液或无菌生理盐水的无菌锥形瓶（瓶内预置适当数量的无菌玻璃珠）中，充分混匀，制成 1∶10 的样品匀液。

③样品匀液的 pH 应为 6.5～7.5，必要时分别用 1 mol/L NaOH 或 1 mol/L HCl 调节。

④用 1 mL 无菌吸管或微量移液器吸取 1∶10 样品匀液 1 mL，沿管壁缓缓注入盛有 9 mL 无菌磷酸盐缓冲液或无菌生理盐水的无菌试管中（注意吸管或吸头尖端不要触及稀释液面），振摇试管或换用 1 支 1 mL 无菌吸管反复吹打，使其混合均匀，制成 1∶100 的样品匀液。

⑤根据对样品污染状况的估计，按上述操作，依次制成 10 倍递增系列稀释样品匀液。每递增稀释 1 次，换用 1 支 1 mL 无菌吸管或吸头。从制备样品匀液至样品接种完毕，全过程不得超过 15 min。

2. 初发酵试验

每个样品，选择 3 个适宜的连续稀释度的样品匀液（液体样品可以选择原液），每个稀释度接种 3 管月桂基硫酸盐胰蛋白胨（LST）肉汤，每管接种 1 mL（如接种量超过 1 mL，则用双料 LST 肉汤），(36±1)℃培养(24±2)h，观察集气小管内是否有气泡产生，(24±2)h 产气者进行复发酵试验（证实试验），如未产气则继续培养至(48±2)h，产气者进行复发酵试验。未产气者为大肠菌群阴性。

3. 复发酵试验（证实试验）

用接种环从产气的 LST 肉汤管中分别取培养物 1 环，移种于煌绿乳糖胆盐肉汤(BGLB)管中，(36±1)℃培养(48±2)h，观察产气情况。产气者，计为大肠菌群阳性管。

4. 大肠菌群最可能数（MPN）的报告

按复发酵试验（证实试验）确证的大肠菌群 BGLB 阳性管数，检索 MPN 表（表 2-1），报告每克或每毫升样品中大肠菌群的 MPN 值。

（二）大肠菌群平板计数法

平板计数法，即大肠菌群在固体培养基中发酵乳糖产酸，在指示剂的作用下形

表 2-1　大肠菌群最可能数(MPN)检索表

阳性管数			MPN	95%可信限		阳性管数			MPN	95%可信限	
0.1	0.01	0.001		下限	上限	0.1	0.01	0.001		下限	上限
0	0	0	<3.0	—	9.5	2	2	0	21	4.5	42
0	0	1	3.0	0.15	9.6	2	2	1	28	8.7	94
0	1	0	3.0	0.15	11	2	2	2	35	8.7	94
0	1	1	6.1	1.2	18	2	3	0	29	8.7	94
0	2	0	6.2	1.2	18	2	3	1	36	8.7	94
0	3	0	9.4	3.6	38	3	0	0	23	4.6	94
1	0	0	3.6	0.17	18	3	0	1	38	8.7	110
1	0	1	7.2	1.3	18	3	0	2	64	17	180
1	0	2	11	3.6	38	3	1	0	43	9	180
1	1	0	7.4	1.3	20	3	1	1	75	17	200
1	1	1	11	3.6	38	3	1	2	120	37	420
1	2	0	11	3.6	42	3	1	3	160	40	420
1	2	1	15	4.5	42	3	2	0	93	18	420
1	3	0	16	4.5	42	3	2	1	150	37	420
2	0	0	9.2	1.4	38	3	2	2	210	40	430
2	0	1	14	3.6	42	3	2	3	290	90	1 000
2	0	2	20	4.5	42	3	3	0	240	42	1 000
2	1	0	15	3.7	42	3	3	1	460	90	2 000
2	1	1	20	4.5	42	3	3	2	1 100	180	4 100
2	1	2	27	8.7	94	3	3	3	>1 100	420	—

注:1. 本表采用 3 个稀释度[0.1 g(mL)、0.01 g(mL)和 0.001 g(mL)],每个稀释度接种 3 管。

2. 表内所列检样量如改用 1 g(mL)、0.1 g(mL)和 0.01 g(mL)时,表内数字应相应降低 1 000%;如改用 0.01 g(mL)、0.001 g(mL)和 0.000 1 g(mL)时,则表内数字应相应增高 10 倍,其余依此类推。

成可计数的红色或紫色,带有或不带有沉淀环的菌落。

大肠菌群平板计数法按照 GB 4789.3—2016《食品安全国家标准　食品微生物学检验　大肠菌群计数》第二法的检验程序见图 2-2。

1. 样品的稀释

按大肠菌群 MPN 计数法中样品的稀释进行。

2. 平板计数

①选取 2～3 个适宜的连续稀释度,每个稀释度接种 2 个无菌平皿,每皿 1 mL。同时,取 1 mL 无菌生理盐水加入无菌平皿做空白对照。

②及时将 15～20 mL 溶化,恒温至 46 ℃的 VRBA,并倾注于每个平皿中,小心水平旋摇平皿,将培养基与样液充分混匀,待琼脂凝固后,再加 3～4 mL VRBA

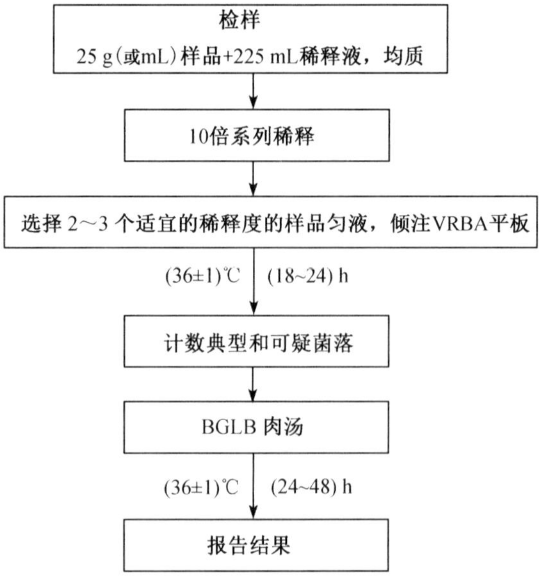

图 2-2 大肠菌群平板计数法检验程序

覆盖平板表层。凝固后翻转平板，置于(36±1)℃培养 18～24 h。

3. 平板菌落数的选择

选取菌落数在 15～150 CFU 的平板，分别计数平板上出现的典型和可疑大肠菌群菌落(如菌落直径较典型菌落小)。典型菌落为紫红色，菌落周围有红色的胆盐沉淀环，菌落直径为 0.5 mm 或更大，最低稀释度平板低于 15 CFU 的记录具体菌落数。

4. 证实试验

从 VRBA 平板上挑取 10 个不同类型的典型和可疑菌落，少于 10 个菌落的挑取全部典型和可疑菌落。分别移种于 BGLB 肉汤管内，(36±1)℃培养 24～48 h，观察产气情况。BGLB 肉汤管产气，即可报告为大肠菌群阳性。

5. 大肠菌群平板计数的报告

经最后证实为大肠菌群阳性的试管比例乘以平板菌落数的选择中计数的平板菌落数，再乘以稀释倍数，即为每克或每毫升样品中大肠菌群数。例：10^{-4}样品稀释液 1 mL，在 VRBA 平板上有 100 个典型和可疑菌落，挑取其中 10 个接种 BGLB 肉汤管，证实有 6 个阳性管，则该样品的大肠菌群数为：$100\times6/10\times10^{4}$ CFU/g＝6.0×10^{5} CFU/g 或 $100\times6/10\times10^{4}$ CFU/mL＝6.0×10^{5} CFU/mL。若所有稀释度(包括液体样品原液)平板均无菌落生长，则以小于 1 乘以最低稀释倍数计算。

四、实 验 报 告

根据食品检样测定的方法、结果，报告被检食品的大肠菌群数，并对检样进行卫生评价。

拓展知识2-1

培养基的配制

1. 月桂基硫酸盐胰蛋白胨(lauryl sulfate tryptose，LST)肉汤

(1)成分　胰蛋白胨或胰酪胨 20.0 g，氯化钠 5.0 g，乳糖 5.0 g，磷酸氢二钾(K_2HPO_4)2.75 g，磷酸二氢钾(KH_2PO_4)2.75 g，月桂基硫酸钠 0.1 g，蒸馏水1 000 mL。

(2)制备　将上述成分溶解于蒸馏水中，调节 pH 至 6.8±0.2。分装至倒置有小玻璃管的试管中，每管 10 mL。121 ℃高压灭菌 15 min。

2. 煌绿乳糖胆盐(brilliant green lactose bile，BGLB)肉汤

(1)成分　蛋白胨 10.0 g，乳糖 10.0 g，牛胆粉(oxgall 或 oxbile)溶液 200 mL，0.1%煌绿水溶液 13.3 mL，蒸馏水 800 mL。

(2)制法　将蛋白胨、乳糖溶于约 500 mL 蒸馏水中，加入牛胆粉溶液 200 mL(将 20.0 g 脱水牛胆粉溶于 200 mL 蒸馏水中，调节 pH 为 7.0～7.5)，用蒸馏水稀释至 975 mL，调节 pH 为 7.2±0.1，再加入 0.1%煌绿水溶液 13.3 mL，用蒸馏水补足至 1 000 mL，用棉花过滤后，分装至有倒置小玻璃管的试管中，每管 10 mL。121 ℃高压灭菌 15 min。

3. 结晶紫中性红胆盐琼脂(violet red bile agar，VRBA)

(1)成分　蛋白胨 7.0 g，酵母膏 3.0 g，乳糖 10.0 g，氯化钠 5.0 g，胆盐或 3 号胆盐 1.5 g，中性红 0.03 g，结晶紫 0.002 g，琼脂 15～18 g，蒸馏水 1 000 mL。

(2)制法　将上述成分溶于蒸馏水中，静置几分钟，充分搅拌，调节 pH 为 7.4±0.1。煮沸 2 min，将培养基溶化并恒温至 45～50 ℃倾注平板。使用前临时配制，不得超过 3 h。

4. 磷酸盐缓冲液

(1)成分　磷酸二氢钾(KH_2PO_4)34.0 g，蒸馏水 500 mL。

(2)制法

贮存液:称取 34.0 g 的磷酸二氢钾溶于 500 mL 蒸馏水中,用大约 175 mL 的 1 mol/L 氢氧化钠溶液调节 pH 为 7.2±0.2,用蒸馏水稀释至 1 000 mL 后贮存于冰箱。

稀释液:取贮存液 1.25 mL,用蒸馏水稀释至 1 000 mL,分装于适合的容器中,121 ℃高压灭菌 15 min。

5.1 mol/L 氢氧化钠(NaOH)溶液

(1)成分　氢氧化钠(NaOH)40.0 g,蒸馏水 1 000 mL。

(2)制法　称取 40 g 氢氧化钠溶于 1 000 mL 无菌蒸馏水中。

6.1 mol/L 盐酸(HCl)溶液

(1)成分　浓盐酸(HCl)90 mL,蒸馏水 1 000 mL。

(2)制法　取浓盐酸 90 mL,用无菌蒸馏水稀释至 1 000 mL。

实验三　动物性食品中沙门菌的检验

一、实验目的与要求

掌握肉蛋类食品沙门菌检验的基本方法。

二、器材与试剂

1. 设备和材料

除微生物实验室常规灭菌及培养设备外，其他设备和材料如下。

冰箱：2～8 ℃；恒温培养箱：(36±1)℃，恒温装置(42±1)℃、(48±2)℃；均质器；振荡器；电子天平：感量 0.1 g；无菌锥形瓶：容量 500 mL、250 mL；无菌吸管：1 mL(具 0.01 mL 刻度)、10 mL(具 0.1 mL 刻度)或微量移液器及吸头；无菌培养皿：直径 60 mm、90 mm；无菌试管：10 mm×75 mm、15 mm×150 mm、18×180 mm 或其他合适规格；无菌均质杯、无菌均质袋；无菌广口瓶；无菌量筒；无菌毛细管；pH 计或 pH 比色管或精密 pH 试纸；全自动微生物生化鉴定系统。

2. 培养基(拓展知识 3-1)和试剂

①缓冲蛋白胨水(BPW)。

②四硫磺酸钠煌绿(TTB)增菌液。

③亚硒酸盐胱氨酸(SC)增菌液。氯化镁孔雀绿大豆胨(RVS)增菌液。

④亚硫酸铋(BS)琼脂。

⑤HE 琼脂。

⑥木糖赖氨酸脱氧胆盐(XLD)琼脂。

⑦沙门菌属显色培养基。

⑧三糖铁(TSI)琼脂。

⑨蛋白胨水、靛基质试剂。

⑩尿素琼脂(pH 7.2)。

⑪氰化钾(KCN)培养基。

⑫赖氨酸脱羧酶试验培养基。

⑬糖发酵管。

⑭邻硝基酚 β-D-半乳糖苷(ONPG)培养基。

⑮半固体琼脂。

⑯丙二酸钠培养基。

⑰沙门菌 O、H 和 Vi 诊断血清。

⑱生化鉴定试剂盒。

三、实验内容与方法

食品中沙门菌检验 GB 4789.4—2024《食品安全国家标准　食品微生物学检验　沙门氏菌检验》的检验程序见图 3-1。

1. 预增菌

无菌操作称取 25 g 样品,置于盛有 225 mL BPW 的无菌均质杯或合适容器内,以 8 000～10 000 r/min 均质 1～2 min,或置于盛有 225 mL BPW 的无菌均质袋中,用拍击式均质器拍打 1～2 min。若样品为液态,可置于盛有 225 mL BPW 的无菌锥形瓶或其他合适容器中振荡混匀。如需调整 pH,则用 1 mol/L NaOH 或 HCl 调节 pH 为 6.8±0.2。无菌操作将样品转至 500 mL 锥形瓶或其他合适容器内(如均质杯本身具有无孔盖,可不转移样品),如使用均质袋,可直接进行培养,于(36±1)℃培养 8～18 h。

样品如为冷冻产品,应在 40～45 ℃水浴中解冻不超过 15 min,或 2～8 ℃冰箱缓慢化冻不超过 18 h。

2. 选择性增菌

轻轻摇动预增菌的培养物,移取 0.1 mL,转种于 10 mL RVS 内,于(42±1)℃培养 18～24 h。同时,另取 1 mL,转种于 10 mL TTB 内低背景菌的样品置于(36±1)℃培养 18～24 h,高背景菌的样品置于(42±1)℃培养 18～24 h。

3. 分离

用直径 3 mm 的接种环取每种选择性增菌的培养物各 1 环分别划线接种于一个 BS 琼脂平板和一个 XLD 琼脂平板(或 HE 琼脂平板或沙门菌属显色培养基平板)。于(36±1)℃分别培养 18～24 h(XLD 琼脂平板、HE 琼脂平板、沙门菌属显色培养基平板)或 40～48 h(BS 琼脂平板),观察各个平板上生长的菌落,各个平板上的菌落特征见表 3-1。

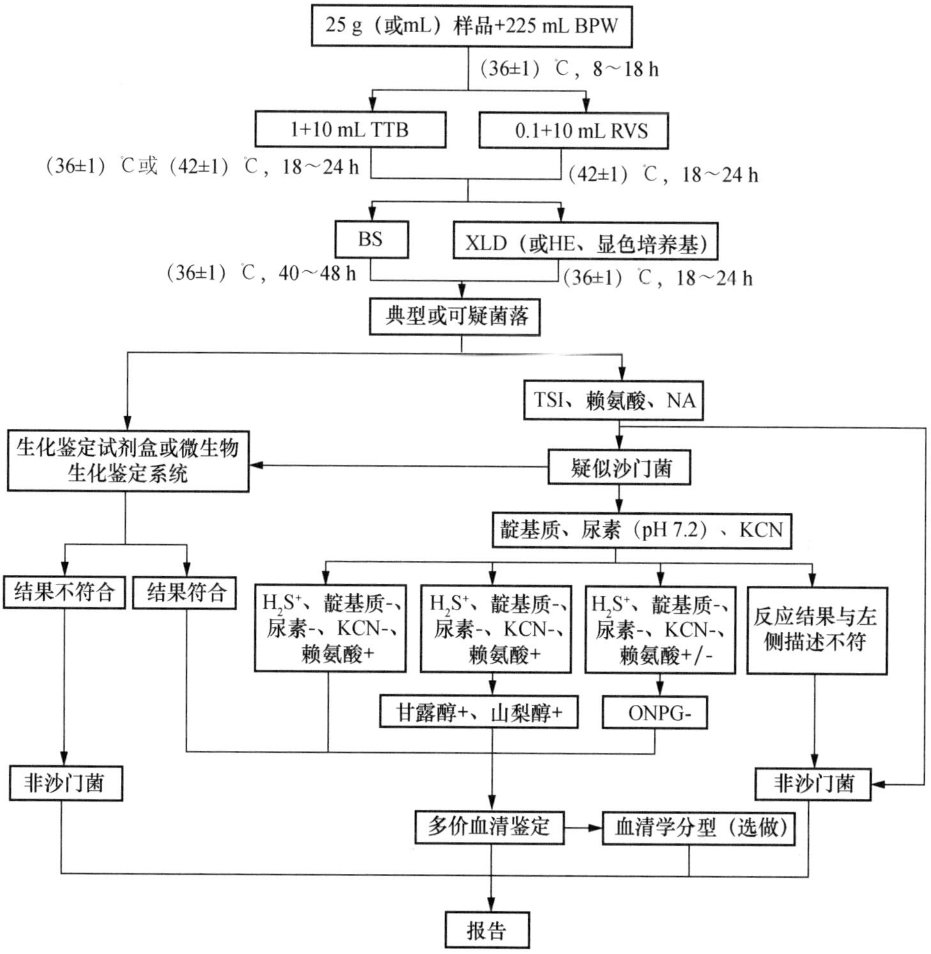

图 3-1　沙门菌检验程序

表 3-1　沙门菌属在不同选择性琼脂平板上的菌落特征

选择性琼脂平板	沙门菌
BS 琼脂	菌落为黑色，有金属光泽、棕褐色或灰色；菌落周围培养基可呈黑色或棕色；有些菌株形成灰绿色的菌落，周围培养基不变
HE 琼脂	菌落蓝绿色或蓝色，多数菌落中心黑色或几乎全黑色；有些菌株为黄色，中心黑色或几乎全黑色
XLD 琼脂	菌落呈粉红色，带或不带黑色中心，有些菌株可呈现大的带光泽的黑色中心，或呈现全部黑色的菌落；有些菌株为黄色菌落，带或不带黑色中心
沙门菌属显色培养基	按照显色培养基的说明进行判定

4. 生化试验

①挑取 4 个以上典型或可疑菌落进行生化试验，这些菌落宜分别来自不同选择性增菌液的不同分离琼脂；也可先选其中一个典型或可疑菌落进行试验，若鉴定为非沙门菌，再取其余菌落进行鉴定。接种三糖铁琼脂，先在斜面上划线，再于底层穿刺；接种针不要灭菌，直接接种赖氨酸脱羧酶试验培养基和营养琼脂平板，于(36±1)℃培养 18～24 h，必要时可延长至 48 h。在三糖铁琼脂和赖氨酸脱羧酶试验培养基内，沙门菌属的反应结果见表 3-2。将已挑出菌落的分离琼脂平板于 2 ℃～8 ℃保存，以备必要时复查。

表 3-2 沙门菌属在三糖铁琼脂和赖氨酸脱羧酶试验培养基内的反应结果

三糖铁琼脂				赖氨酸脱羧酶试验培养基	初步判断
斜面	底层	产气	硫化氢		
K	A	+(−)	+(−)	+	可疑沙门菌属
K	A	+(−)	+(−)	−	可疑沙门菌属
A	A	+(−)	+(−)	+	可疑沙门菌属
A	A	+/−	+/−	−	非沙门菌
K	K	+/−	+/−	+/−	非沙门菌

注：K 表示产碱，A 表示产酸；+表示阳性，−表示阴性；+(−)表示多数阳性，少数阴性；+/−表示阳性或阴性。

②接种三糖铁琼脂和赖氨酸脱羧酶试验培养基的同时，可直接接种蛋白胨水(供做靛基质试验)、尿素琼脂(pH 7.2)、氰化钾(KCN)培养基，也可在初步判断结果后从营养琼脂平板上挑取可疑菌落接种。于(36±1)℃培养 18～24 h，必要时可延长至 48 h，按表 3-3 判定结果。将已挑出菌落的分离琼脂平板储存于 2～8 ℃或室温至少保留 24 h，以备必要时复查。

表 3-3 沙门菌属生化反应初步鉴别

反应序号	硫化氢(H_2S)	靛基质	pH 7.2 尿素	氰化钾(KCN)	赖氨酸脱羧酶
A1	+	−	−	−	+
A2	+	+	−	−	+
A3	−	−	−	−	+/−

注：+表示阳性；−表示阴性；+/−表示阳性或阴性。

A. 反应序号 A1：典型反应判定为沙门菌属。如尿素、KCN 和赖氨酸脱羧酶 3 项中有 1 项异常，按表 3-4 可判定为沙门菌。如有 2 项异常为非沙门菌。

B. 反应序号 A2：补做甘露醇和山梨醇试验，沙门菌靛基质阳性变体 2 项试验结果均为阳性，但需要结合血清学鉴定结果进行判定。

C. 反应序号 A3：补做 ONPG。ONPG 阴性为沙门菌，同时赖氨酸脱羧酶阳性，但甲型副伤寒沙门菌为赖氨酸脱羧酶阴性。

表 3-4 沙门菌属生化反应初步鉴别

pH 7.2 尿素	氰化钾(KCN)	赖氨酸脱羧酶	判定结果
−	−	−	甲型副伤寒沙门菌(要求血清学鉴定结果)
−	+	+	沙门菌Ⅳ或Ⅴ(要求符合本群生化特性)
+	−	+	沙门菌个别变体(要求血清学鉴定结果)

注：+表示阳性；−表示阴性。

D. 必要时按表 3-5 进行沙门菌生化群的鉴别。

表 3-5 沙门菌属各生化群的鉴别

项目	Ⅰ	Ⅱ	Ⅲ	Ⅳ	Ⅴ	Ⅵ
卫矛醇	+	+	−	−	+	−
山梨醇	+	+	+	+	+	−
水杨苷	−	−	−	+	−	−
ONPG	−	−	+	−	+	−
丙二酸盐	−	+	+	−	−	−
KCN	−	−	−	+	+	−

注：+表示阳性；−表示阴性。

③如选择生化鉴定试剂盒或全自动微生物生化鉴定系统，可根据程序①的初步判断结果，从营养琼脂平板上挑取可疑菌落，用生理盐水制备成浊度适当的菌悬液，使用生化鉴定试剂盒或全自动微生物生化鉴定系统进行鉴定。

5. 血清学鉴定

(1)检查培养物有无自凝性　一般采用 1.2%～1.5%琼脂培养物作为玻片凝集试验用的抗原。先排除自凝集反应，在洁净的玻片上添加一滴生理盐水，将待试培养物混合于生理盐水滴内，使其成为均一性的混浊悬液，将玻片轻轻摇动 30～60 s，在黑色背景下观察反应(必要时用放大镜观察)，若出现可见的菌体凝集，即认为有自凝性；反之无自凝性。对无自凝的培养物参照下面方法进行血清学鉴定。

(2)多价菌体抗原(O)鉴定　在玻片上划出 2 个约 1 cm×2 cm 的区域，挑取 1 环待测菌，各放 1/2 环于玻片上的每一区域上部，在其中一个区域下部加 1 滴多价菌体(O)抗血清，在另一区域下部加入 1 滴生理盐水，作为对照。再用无菌的接种环或针分别将两个区域内的菌苔研成乳状液。将玻片倾斜摇动混合 1 min，并对着黑暗背景进行观察，任何程度的凝集现象皆为阳性反应。O 血清不凝集时，将菌株接种在琼脂量较高的（如 2%～3%）培养基上再检查；如果是 Vi 抗原的存在阻止了 O 凝集反应，可挑取菌苔于 1 mL 生理盐水中做成浓菌液，于酒精灯火焰上煮沸后再检查。

（3）多价鞭毛抗原（H）鉴定　同程序（2）。H 抗原发育不良时，将菌株接种于 0.55%～0.65%半固体琼脂平板的中央，待菌落蔓延生长时，在其边缘部分取菌检查；或将菌株接种于装有 0.3%～0.4%半固体琼脂的小玻璃管 1～2 次，自远端取菌培养后再检查。

6. 血清学分型（选做项目）

（1）O 抗原的鉴定　用 A～F 多价 O 血清做玻片凝集试验，同时用生理盐水做对照。在生理盐水中自凝者为粗糙型菌株，不能分型。

被 A～F 多价 O 血清凝集者，依次用 O4、O3、O10、O7、O8、O9、O2 和 O11 因子血清做凝集试验。根据试验结果，判定 O 群。被 O3、O10 血清凝集的菌株，再用 O10、O15、O34、O19 单因子血清做凝集试验，判定 E1、E4 各亚群，每一个 O 抗原成分的最后确定均应根据 O 单因子血清的检查结果，没有 O 单因子血清的要用两个 O 复合因子血清进行核对。

不被 A～F 多价 O 血清凝集者，先用 9 种多价 O 血清检查，如有其中一种血清凝集，则用这种血清所包括的 O 群血清逐一检查，以确定 O 群。每种多价 O 血清所包括的 O 因子如下：

O 多价 1　A，B，C，D，E，F 群（并包括 6，14 群）。

O 多价 2　13，16，17，18，21 群。

O 多价 3　28，30，35，38，39 群。

O 多价 4　40，41，42，43 群。

O 多价 5　44，45，47，48 群。

O 多价 6　50，51，52，53 群。

O 多价 7　55，56，57，58 群。

O 多价 8　59，60，61，62 群。

O 多价 9　63，65，66，67 群。

（2）H 抗原的鉴定　属于 A～F 各 O 群的常见菌型，依次用表 3-6 所述 H 因子血清检查第 1 相和第 2 相的 H 抗原。

不常见的菌型，先用 8 种多价 H 血清检查，如有其中一种或两种血清凝集，则再用这一种或两种血清所包括的各种 H 因子血清逐一检查，以确定第 1 相和第 2 相的 H 抗原。8 种多价 H 血清所包括的 H 因子如下：

表 3-6　A～F 菌群常见菌型 H 抗原检测

O 群	第 1 相	第 2 相
A	a	无
B	g,f,s	无
B	i,b,d	2
C_1	k,v,r,c	5,z_{15}
C_2	b,d,r	2,5
D(不产气的)	d	无
D(产气的)	g,m,p,q	无
E_1	h,v	6,w,x
E_4	g,s,t	无
E_4	i	

H 多价 1　a,b,c,d,i。

H 多价 2　eh,enx,enz_{15},fg,gms,gpu,gp,gq,mt,gz_{51}。

H 多价 3　k,r,y,z,z_{10},lv,lw,lz_{13},lz_{28},lz_{40}。

H 多价 4　1,2;1,5;1,6;1,7;z_6。

H 多价 5　z_4z_{23},z_4z_{24},z_4z_{32},z_{29},z_{35},z_{36},z_{38}。

H 多价 6　z_{39},z_{41},z_{42},z_{44}。

H 多价 7　z_{52},z_{53},z_{54},z_{55}。

H 多价 8　z_{56},z_{57},z_{60},z_{61},z_{62}。

每一个 H 抗原成分的最后确定均应根据 H 单因子血清的检查结果,没有 H 单因子血清的要用两个 H 复合因子血清进行核对。

检出第 1 相 H 抗原而未检出第 2 相 H 抗原的或检出第 2 相 H 抗原而未检出第 1 相 H 抗原的,可在琼脂斜面上移种 1 代～2 代后再检查。如仍只检出一个相的 H 抗原,要用位相变异的方法检查其另一个相。单相菌不必做位相变异检查。

位相变异试验方法如下。

①简易平板法。将 0.35%～0.4%半固体琼脂平板烘干表面水分,挑取因子血清 1 环,滴在半固体平板表面,放置片刻,待血清吸收到琼脂内,在血清部位的中央点种待检菌株,培养后,在形成蔓延生长的菌苔边缘取菌检查。

②小玻璃管法。将半固体管(每管 1～2 mL)在酒精灯上熔化并冷至 50 ℃,取已知相的 H 因子血清 0.05～0.1 mL,加入熔化的半固体内,混匀后,用毛细吸管吸取分装于供位相变异试验的小玻璃管内,待凝固后,用接种针挑取待检菌,接种于一端。将小玻璃管平放在平皿内,并在其旁放一团湿棉花,以防琼脂中水分蒸发

而干缩，每天检查结果，待另一相细菌解离后，可以从另一端挑取细菌进行检查。培养基内血清的浓度应有适当的比例，过高时细菌不能生长，过低时同一相细菌的动力不能抑制。一般按原血清 1∶(200～800)的量加入。

③倒置小玻璃管法。将两端开口的小玻璃管(下端开口要留一个缺口，不要平齐)放在半固体管内，小玻璃管的上端应高出于培养基的表面，灭菌后备用。临用时在酒精灯上加热熔化，冷却至 50 ℃，挑取因子血清 1 环，加入小套管中的半固体内，略加搅动，使其混匀，待凝固后，将待检菌株接种于小套管中的半固体表层内，每天检查结果，待另一相细菌解离后，可从套管外的半固体表面取菌检查，或转种 1%软琼脂斜面，于 36 ℃培养后再做凝集试验。

(3)Vi 抗原的鉴定　用 Vi 因子血清检查。已知具有 Vi 抗原的菌型有：伤寒沙门菌，丙型副伤寒沙门菌，都柏林沙门菌。

(4)菌型的判定　根据血清学分型鉴定的结果，按照有关沙门菌属抗原表判定菌型。

7. 结果与报告

综合以上生化试验和血清学鉴定的结果，报告 25 g(mL)样品中检出或未检出沙门菌。

四、实 验 报 告

综合生化试验和血清学分型鉴定的结果，按照有关沙门菌属抗原表判定菌型，并报告结果。

拓展知识3-1

培养基配制

1. 缓冲蛋白胨水(BPW)

(1)成分　蛋白胨 10.0 g，氯化钠 5.0 g，磷酸氢二钠($Na_2HPO_4 \cdot 12H_2O$) 9.0 g，磷酸二氢钾 1.5 g，蒸馏水 1 000 mL。

(2)制法　将各成分加入蒸馏水中，搅混均匀，静置约 10 min，煮沸溶解，调节 pH 为 7.2±0.2，高压灭菌 121 ℃，15 min。

2. 四硫磺酸钠煌绿(TTB)增菌液

(1)成分

①基础液。蛋白胨 9.0 g，牛肉浸粉 4.5 g，氯化钠 2.7 g，碳酸钙 40.5 g，硫

代硫酸钠($Na_2S_2O_3 \cdot 5H_2O$)50.0 g 中胆盐 5.0 g,蒸馏水 1 000 mL。

将各成分加入蒸馏水,搅匀后加热溶解。煮沸,无须高压灭菌。煮沸后的培养基在 25 ℃的 pH 为 7.6±0.2。

②碘溶液。碘片 20.0 g,碘化钾 25.0 g,蒸馏水 100 mL。

将碘化钾充分溶解于少量蒸馏水中,加入碘片,振摇玻瓶至碘片全部溶解,再加入蒸馏水至规定的总量。贮于棕色玻璃瓶内,紧塞瓶盖备用。

③煌绿溶液。煌绿 0.5 g,蒸馏水 100 mL,溶解后,存放暗处,不少于 1 d,使其自然灭菌。

(2)制法 基础液 1 000 mL;煌绿溶液 2.0 mL;碘溶液 20.0 mL。

使用的当天,在冷却后的基础液中以无菌操作加入煌绿溶液摇匀,加入碘溶液,再摇匀,分装到无菌试管中。加入煌绿和碘液的培养基当天使用,且不能再次加热。

3. 氯化镁孔雀绿大豆胨(RVS)增菌液

(1)成分 大豆蛋白胨 4.5 g,氯化钠 7.2g,磷酸二氢钾 1.26 g,磷酸氢二钾 0.18 g,氯化镁(含 6 个结晶水)28.6 g,孔雀绿 0.036 g,蒸馏水 1 000 mL。

(2)制法 将各成分加入蒸馏水中,搅匀后加热溶解,必要时调节 pH,定量分装于试管中,115 ℃高压灭菌 15 min。灭菌后的培养基在 25 ℃的 pH 为 5.2±0.2。

4. 亚硫酸铋(BS)琼脂

(1)成分 蛋白胨 10.0 g;牛肉浸粉 5.0 g,葡萄糖 5.0 g,硫酸亚铁 0.3 g,磷酸氢二钠 4.0 g,煌绿 0.025 g 或 5.0 g/L 水溶液 5.0 mL,柠檬酸铋铵 2.0 g,亚硫酸钠 6.0 g,琼脂 18.0～20.0 g,蒸馏水 1 000 mL。

(2)制法 BS 制法。

将各成分加入蒸馏水,搅匀后加热溶解,必要时调节 pH。煮沸,勿过度加热,勿高压灭菌。冷却至(48±2)℃倾注平皿,煮沸后的培养基在 25 ℃的 pH 为 7.5±0.2。

注:本培养基应于临用前 1 天制备并倾注平皿,在室温暗处保存,第 2 天使用。制备完成的培养基保存时间超过 48h 会降低其选择性。

5. HE 琼脂

(1)成分 蛋白胨 12.0 g,牛肉浸粉 3.0 g,乳糖 12.0 g,蔗糖 12.0 g,水杨苷 2.0 g,胆盐 20.0 g,氯化钠 5.0 g,琼脂 18.0～20.0 g,硫代硫酸钠 6.8 g,柠檬酸铁铵 0.8 g,脱氧胆酸钠 2.0 g,酸性品红 0.1 g,蒸馏水 1 000 mL,溴麝香草酚蓝 0.064 g。

(2)制法　HE 制法。

将各成分加入蒸馏水，搅匀后加热溶解，必要时调节 pH。煮沸，勿过度加热，勿高压灭菌。冷却至 (48±2) ℃倾注平皿，煮沸后的培养基在 25 ℃的 pH 为 7.5±0.2。

6. 木糖赖氨酸脱氧胆盐(XLD)琼脂

(1)成分　酵母膏 3.0 g，*L*-赖氨酸 5.0 g，木糖 3.75 g，乳糖 7.5 g，蔗糖 7.5 g，去氧胆酸钠 2.5 g，柠檬酸铁铵 0.8 g，硫代硫酸钠 6.8 g，氯化钠 5.0 g，琼脂 15.0 g，酚红 0.08 g，蒸馏水 1 000 mL。

(2)制法　XLD 制法。

将各成分加入蒸馏水，搅匀后加热溶解，必要时调节 pH。煮沸，勿过度加热，勿高压灭菌。冷却至(48±2)℃倾注平皿，煮沸后的培养基在 25 ℃的 pH 为 7.4±0.2。

7. 三糖铁(TSI)琼脂

(1)成分　蛋白胨 20.0 g，牛肉浸粉 5.0 g，乳糖 10.0 g，蔗糖 10.0 g，葡萄糖 1.0 g，氯化钠 5.0 g，硫酸亚铁铵[$Fe(NH_4)_2(SO_4) \cdot 6H_2O$]0.2 g，硫代硫酸钠 0.2 g，琼脂 12.0 g，酚红 0.025 g 蒸馏水 1 000 mL。

(2)制法　TSI 制法。

将各成分加入蒸馏水，搅匀后加热溶解，必要时调节 pH。定量分装于试管中，115 ℃高压灭菌 15 min。灭菌后制成斜面，底层深度不小于 2.5 cm。灭菌后的培养基在 25 ℃的 pH 为 7.4±0.2。

8. 蛋白胨水、靛基质试剂

(1)蛋白胨水　蛋白胨(或胰蛋白胨)10.0 g，氯化钠 5.0 g *DL*-色氨酸 1.0 g，蒸馏水 1 000 mL。

将上述成分加入蒸馏水，煮沸溶解，调节 pH 为 7.4±0.2，分装小试管，121 ℃高压灭菌 15 min。

(2)靛基质试剂

①柯凡克试剂。将 5 g 对二甲氨基苯甲醛溶解于 75 mL 戊醇中，然后缓慢加入浓盐酸 25 mL。

②欧-波试剂。将 1 g 对二甲氨基苯甲醛溶解于 95 mL 95%乙醇内，然后缓慢加入浓盐酸 20 mL。

(3)试验方法　挑取小量培养物接种，在(36±1)℃培养 24～48 h。加入柯凡克试剂约 0.5 mL，轻摇试管，试剂层呈深红色者为阳性；或加入欧-波试剂约

0.5 mL，沿管壁流下，覆盖于培养液表面，液面接触处呈玫瑰红色者为阳性。

9. 尿素琼脂(pH 7.2)

(1)成分　蛋白胨 1.0 g，氯化钠 5.0 g，葡萄糖 1.0 g，磷酸二氢钾 2.0 g，酚红 0.012 g，琼脂 20.0 g，蒸馏水 1 000 mL，20%尿素溶液 100 mL。

(2)制法　将除尿素外的其他成分加入 900 mL 蒸馏水，煮沸溶解，调节 pH 为 7.2±0.2。

121 ℃高压灭菌 15 min。冷却至(48±2) ℃，加入经除菌过滤的尿素溶液。分装于无菌试管内，放成斜面备用。

(3)试验方法　挑取琼脂培养物接种，在(36±1)℃培养 24 h，观察结果。尿素酶阳性者由于产碱而使培养基变为玫瑰红色。

10. 氰化钾(KCN)培养基

(1)成分　蛋白胨 10.0 g，氯化钠 5.0 g，磷酸二氢钾 0.225 g，磷酸氢二钠 5.64 g，蒸馏水 1 000 mL，0.5%氰化钾溶液 20.0 mL。

(2)制法　将除氰化钾以外的成分加入蒸馏水，煮沸溶解，分装后 121 ℃高压灭菌 15 min。放在冰箱内使其充分冷却。每 100 mL 培养基加入 0.5%氰化钾溶液 2.0 mL(最后浓度为 1∶10 000)，分装于无菌试管内，每管约 4 mL，立刻用无菌橡皮塞塞紧，放在 4 ℃冰箱内，至少可保存两个月。同时，将不加氰化钾的培养基作为对照培养基，分装于试管中备用。

(3)试验方法　KCN 试验方法。

将待测菌的纯培养物用生理盐水配制成 0.5 麦氏浊度的菌悬液，滴加 2～3 滴菌悬液于氰化钾(KCN)培养基，混匀后滴加一层无菌液体石蜡进行密封。另外滴加 2～3 滴菌悬液于对照培养基。在(36±1)℃培养 24～48 h，观察结果。氰化钾(KCN)培养基内有细菌生长者为阳性(不抑制)，培养 48 h 无细菌生长者为阴性(抑制)。

注：氰化钾是剧毒药，使用时应小心，切勿沾染，以免中毒。夏季分离培养基应在冰箱内进行。试验失败的主要原因是封口不严，氰化钾逐渐分解，产生氢氰酸气体逸出，以致药物浓度降低，细菌生长，因而造成假阳性反应。试验时对每一环节都要特别注意。

11. 赖氨酸脱羧酶试验培养基

(1)成分　蛋白胨 5.0 g，酵母浸膏 3.0 g，葡萄糖 1.0 g，蒸馏水 1 000 mL，溴甲酚紫 0.02 g，*L*-赖氨酸或 *DL*-赖氨酸 5.0 g 或 10.0 g。

(2)制法　除赖氨酸以外的成分加入蒸馏水中,搅匀后加热溶解,加入 *L*-赖氨酸或 *DL*-赖氨酸,对照培养基不加赖氨酸。必要时调节 pH。分装后用 115 ℃高压灭菌 15 min。灭菌后的培养基在 25 ℃的 pH 为 6.8±0.2。

(3)试验方法　挑取培养物接种于赖氨酸脱羧酶试验培养基,混匀后滴加一层无菌液体石蜡进行密封。(36±1)℃培养 18～24 h,观察结果。培养基呈紫色者为赖氨酸脱羧酶阳性,培养基呈黄色者为赖氨酸脱羧酶阴性。对照管应为黄色。

12. 糖发酵管

(1)成分　牛肉膏 5.0 g,蛋白胨 10.0 g,氯化钠 3.0 g,磷酸氢二钠($Na_2HPO_4 \cdot 12H_2O$)2.0 g,溴麝香草酚蓝溶液 0.025 g,蒸馏水 1 000 mL。

(2)制法

①按上述加入蒸馏水中,调节 pH 为 7.4±0.2。加入总浓度为 0.5%～1%的无菌糖溶液,分装于有一个倒置小管的小试管内,121 ℃高压灭菌 15 min。

(3)试验方法　从琼脂斜面上挑取小量培养物接种,于(36±1)℃培养 24～48 h,观察结果。培养基变为黄色为阳性。对于培养 48 h 后,怀疑为乳糖迟缓发酵者,可继续培养 3～5 d 再观察结果。

13. 邻硝基酚 β-*D*-半乳糖苷(ONPG)培养基

(1)成分　邻硝基酚 β-*D*-半乳糖苷(ONPG)(O-Nitrophenyl-β-*D*-galactopyranoside)60.0 mg,0.01 mol/L 磷酸钠缓冲液(pH 7.5)10.0 mL,1%蛋白胨水(pH 7.5)30.0 mL。

(2)制法　将 ONPG 溶于缓冲液内,加入蛋白胨水,以过滤法除菌,分装于 10 mm×75 mm 无菌试管中,每管 0.5 mL,用橡皮塞塞紧。

(3)试验方法　自琼脂斜面上挑取培养物 1 满环接种,于(36±1)℃培养 3 h 和 24 h 观察结果。如果 β-半乳糖苷酶产生,则于 3 h 变黄色;如无此酶,则 24 h 不变色。

14. 半固体琼脂

(1)成分　蛋白胨 1.0 g,牛肉膏 0.3 g,氯化钠 0.5 g,琼脂 0.3～0.65 g,蒸馏水 100 mL。

(2)制法　按以上成分配好,煮沸溶解,校正 pH 为 7.4±0.2,分装小试管。121 ℃高压灭菌 15 min。直立凝固备用。

注:供动力观察、菌种保存、H 抗原位相变异试验等用。

15. 丙二酸钠培养基

(1)成分 酵母浸膏 1.0 g,硫酸铵 2.0 g,磷酸氢二钾 0.6 g,磷酸二氢钾 0.4 g,氯化钠 2.0 g,丙二酸钠 3.0 g,溴麝香草酚蓝溶液 0.025 g,蒸馏水 1 000 mL。

(2)制法 将各成分加入蒸馏水,搅匀后加热溶解调节 pH 为 6.8±0.2,分装试管,121 ℃高压灭菌 15 min。

(3)试验方法 用新鲜的琼脂培养物接种,于(36±1)℃培养 48 h,观察结果。阳性者由绿色变为蓝色。

实验四　猪肉中旋毛虫的检验

一、实验目的与要求

学习并掌握肌肉压片检验法、集样消化检查法以及酶联免疫吸附试验检验旋毛虫的方法；认识旋毛虫的形态特征。

二、器材与试剂

1. 器材

显微镜；实体显微镜；旋毛虫检查投影仪；组织捣碎机；磁力加热搅拌器；贝尔曼氏幼虫分离装置；80 目不锈钢筛；分液漏斗；带胶乳头移液管；分析天平；恒温箱；剪刀；镊子；弯头剪刀；载片；盖片；旋毛虫压片器或载玻片；烧杯；600 mL 三角烧瓶；纱布；污物桶等。

2. 试剂

①10％盐酸。

②甘油透明液：甘油 20 mL，加双蒸馏水至 100 mL。

③人工胃液消化液：胃蛋白酶（3 000 IU）10 g，盐酸（密度 1.19）10 mL，加蒸馏水至 1 000 mL，加温 40 ℃搅拌溶解，现用现配。

④亚甲蓝溶液：饱和亚甲蓝酒精溶液 5 mL，加双蒸馏水至 100 mL。

⑤ELISA 试验溶液。

三、实验内容与方法

（一）猪旋毛虫肌肉压片检验法

1. 新鲜肉检验

（1）采样　自猪胴体左右两侧的横膈肌脚各采样 1 块肌肉，记为 1 份肉样，其质量不少于 50 g，与肉尸编记同一号码。如果是部分胴体（在市场检验白条肉时），可从肋间肌、腰肌、咬肌等处采样。

(2)目检　撕去被检样品肌膜，将肌肉拉平，在良好的光线下仔细检查表面有无可疑的旋毛虫病灶。未钙化的包囊呈露滴状，半透明，细针尖大小，较肌肉的色泽淡；随着包囊形成时间的增加，色泽逐步变深而为乳白色、灰白色或黄白色。若见可疑病灶时，做好记录且告知总检将可疑肉尸隔离，待压片镜检后做出处理决定。

(3)制片　采样撕去肌膜，将肌肉纵向拉平，用剪刀顺肌纤维方向，随机在肉样不同部位剪取28个麦粒大肉粒，特别要注意剪取呈露滴状或呈乳白色脂肪样的小点病灶，依次附贴于玻片上，盖上另一玻片，制成压片。

(4)镜检　把压片标本放在低倍(4×10)显微镜下，从压片的一端第一块肉片处开始，顺肌纤维依次检查。镜检时应注意光线的强弱及检查速度，切勿漏检。

(5)判定

①没有形成包囊期的幼虫，在肌纤维内呈直杆状或逐渐蜷曲状态，但有时因标本压得太紧，可使虫体挤入压出的肌浆中。

②包囊形成期的旋毛虫，在淡黄色背景上，可看到发光透明的圆形或椭圆形物。囊中央是蜷曲的虫体(图4-1)。成熟的包囊位于相邻肌细胞所形成的梭形肌腔内。

③钙化的旋毛虫。在包囊内可见数量不等、浓淡不均的黑色钙化物，或可见到模糊不清的虫体或虫体全部被钙盐沉着。发现钙化旋毛虫时，可以通过脱钙处理，滴加10%稀盐酸，待1～2 min钙盐溶解后，可见到虫体及其痕迹，与包囊毗邻的肌纤维变性，横纹消失。

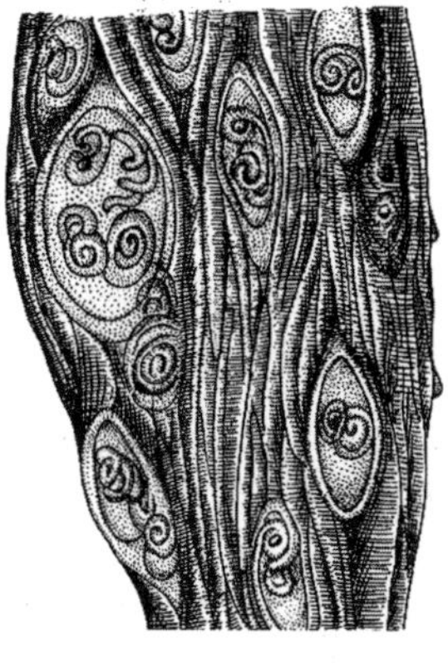

图4-1　旋毛虫幼虫包囊

④机化的旋毛虫。包围虫体的肉芽组织逐渐增厚、变大，形成纺锤形、椭圆形或圆形的肉芽肿。由于机化灶透明度较差，需用50%甘油水溶液做透明处理，即在肉粒上添加数滴50%甘油水溶液，数分钟后，肉片变得透明，再覆盖上玻片压紧观察。被包围的虫体有的结构完整，有的破碎甚至完全消失。

⑤鉴别诊断。在旋毛虫检验时，往往会发现住肉孢子虫和发育不完全的囊尾蚴，虫体典型者，容易辨认，如发生钙化，死亡或溶解现象时，则容易混淆，在检查时可参考表4-1进行鉴定。

表 4-1　猪囊尾蚴、旋毛虫、住肉孢子虫眼观及镜下的区别

<table>
<tr><th colspan="2" rowspan="2">项目</th><th colspan="3">虫体名称</th></tr>
<tr><th>猪囊尾蚴</th><th>旋毛虫</th><th>住肉孢子虫</th></tr>
<tr><td colspan="2">虫体形态</td><td>黄豆大包囊，囊内充满无色液体，白色头节如米粒大；镜下头节有 4 个吸盘和角质小钩</td><td>呈灰白色半透明小点，包囊呈纺锤形，椭圆形，虫体常蜷曲成 S 形或 8 字形</td><td>呈灰白色或黄白色毛根状小体，镜下，米氏囊内充满香蕉形滋养体和卵圆形孢子</td></tr>
<tr><td colspan="2">虫体部位</td><td>肩胛外侧肌、股部内侧肌、心肌、咬肌、腰肌等</td><td>多见于膈肌、肩胛肌、腰肌、舌肌、喉肌、肋间肌等</td><td>骨骼肌、心肌，尤以食道、腹部、股部等部位最多</td></tr>
<tr><td>虫体</td><td>肉眼观察</td><td>椭圆或圆形，粟粒至黄豆大，呈灰白、淡黄或黄色，触摸有坚硬感</td><td>针尖大或针头大，灰白或灰黄色；与钙化的肉孢子虫不易区别</td><td>虫体钙化灶略小于囊尾蚴钙化灶，呈灰白或灰黄色。触摸有坚实感</td></tr>
<tr><td rowspan="2">钙化灶</td><td>压片镜检</td><td>不透明的黑色块状物</td><td>包囊内有大小不等的黑色钙盐颗粒（块），有的在包囊周围形成厚的组织膜</td><td>数量不等，浓淡不匀的灰黑色钙化点，有时隐约可见虫体</td></tr>
<tr><td>脱钙处理</td><td>可见角质小钩</td><td>虫体或残骸清新可见</td><td>虫体或残骸</td></tr>
</table>

2. 冻结肉的旋毛虫镜检法

冻结肉的检验同新鲜肉检验。冻肉因受肉汁渗混液的影响，致使旋毛虫的可见性稍有降低，检查时可进行特殊的处理。具体方法如下。

（1）压片　按普通法制作压片，但肉样须剪得稍薄些，使压出的肉片较薄。

（2）染色　揭开压片玻片，在肉片上滴加 1～2 滴亚甲蓝或盐酸（10%）水溶液，浸渍 1 min 后再盖上玻片。

（3）镜检

①亚甲蓝染色法。肌纤维呈淡青色，脂肪组织不着染或周围呈淡蔷薇色；旋毛虫包囊呈淡紫色、蔷薇色或蓝色；虫体完全不着染。

②盐酸透明法。肌纤维呈淡灰色且透明，包囊膨大具有明显轮廓，虫体清楚。

（二）猪旋毛虫集样消化检查法

利用胃液对蛋白消化的原理，肌纤维及包囊可以完全消化掉，而旋毛虫仍存活的原理，采用肌肉消化检查法（人工胃液消化法）进行检验。为提高检验速度，可进行群体筛选，发现阳性动物后再进行个体检查。可采用集样消化检查法，即以多头屠宰肉尸为一组，从每头肉尸取膈肌肉样，样品混合后磨碎，在预热的消化液中消化，集虫之后镜检，阳性组再逐头检验。此法适合于旋毛虫感染率低的国家和地区使用，可提高检出率，操作简便、快速，能适应现代化的屠宰加工的需要。

1. 采样

采取胴体膈肌脚和舌肌，每头猪取 1 个肉样(100 g)，再从每个肉样上取 3～5 g 小样，将数只动物肌肉样本混合为 100 g(混合动物数量≤30 个，生食或半生食肉类习惯以及旋毛虫病高发地区，混合动物数量≤20 个)进行检验。

2. 人工胃液消化

将 100 g 肉样放入组织捣碎机中，以 2 000 r/min 捣碎 30～60 s，以无肉眼可见细碎肉块为度。将已碎肉样放入加有消化液的烧杯中，肉样与消化液的比例为 1∶20，置烧杯于磁力搅拌器上，液温控制在(45±2) ℃，加温搅拌 30～60 min，以无肉眼可见沉淀物为度。消化液通过 80 目贝尔曼氏装置滤过，滤液沉淀 10～20 min，旋毛虫逐渐沉积到底层，弃上清。将沉淀物置于凹面皿中，用 10 mL 37 ℃温水轻轻漂洗沉淀物，然后再沉淀 1～2 min，弃上清。将沉淀物反复漂洗至沉淀物上清液透明。

3. 镜检

将带有沉淀物的凹面皿于倒置显微镜(放大倍数 4×10 或 10×10)下观察，将凹面皿左右或来回晃动，镜下捕捉虫体、包囊等，发现虫体时再对这一样品采用分组消化进一步复检(或压片镜检)，直到确定病猪为止。

(三)酶联免疫吸附试验

1. 原理

将旋毛虫抗原结合到固相载体聚苯乙烯微量反应板表面，并保持其免疫活性，加受检血清(抗体)形成抗原-抗体复合物。用洗涤的方法使固相载体上形成的抗原抗体复合物与其他物质分开，加酶标记抗体(酶标二抗)，形成抗原-抗体-酶标抗抗体复合物，洗板，加入酶反应底物后，底物被酶催化变为有色产物，产物的量与标本中受检抗体的量直接相关，故可根据颜色反应的深浅进行定性或定量分析。酶的催化频率很高，故可极大地放大反应效果，从而使测定方法达到很高的敏感度。

2. 器材与试剂

①40 孔聚苯乙烯微量反应板、酶标测定仪、微量移液器、塑料滴头。

②抗原和酶标记抗体，按说明书使用。

③血清。

A. 标准阳性血清。为人工感染的旋毛虫病猪血清，效价应不低于 1∶100。

B. 标准阴性血清。1∶800 稀释时消光值为 0.15～0.25 的健康猪血清。

C. 被检血清或全血。按常规采血分离血清。全血使用 1.5 cm×5 cm 的滤纸片吸附 2 滴鲜血（耳静脉采血），实验前将血纸剪下放小试管中，加入 1.0 mL 的 0.01 mol/L pH7.4 的 0.05%吐温-20 PBS 稀释液，置室温 3 h 或 4 ℃冰箱过夜，备用。

（4）试验溶液　配制方法见拓展知识 4-1。

①抗原稀释液。

②酶标记抗体及血清稀释液。

③洗涤液。

④底物溶液。

⑤反应终止液。

3. 操作方法

（1）抗原包被　将抗原按说明书稀释后，加入聚苯乙烯微量反应板的各孔中，每孔 100 μL。放湿盒置 4 ℃冰箱过夜或 37 ℃ 2 h。

（2）洗涤　次日用洗涤液洗涤 3 次，每次 3 min。

（3）加被检血清或全血　用血清稀释液或洗涤液将被检血清做 1∶80 稀释（全血做 1∶10 稀释），每份做 2 孔，每孔 100 μL，同时设阳性（1∶100），阴性（1∶80）标准血清作为对照。在湿盒中 37 ℃作用 30 min 后按（2）洗涤。

（4）加酶标记抗体　每孔加入按说明书稀释的酶标记抗体 100 μL，37 ℃湿盒反应 30 min，同上法洗涤。

（5）加底物　每孔加底物溶液 100 μL，37 ℃湿盒避光反应 15 min。

（6）终止反应　每孔加终止剂 50 μL。

4. 结果判定

（1）肉眼判定　空白对照孔为无色；阴性对照为淡浅黄色；阳性对照为棕黄色或黄色。被检血清根据反应颜色的深浅分弱阳性（＋）、阳性（＋＋）、强阳性（＋＋＋）和阴性（－）。

（2）光密度值测定　读取酶标测定仪 490 nm 吸收波长的消光值，凡被检血清的消光值高于标准阴性血清的平均消光值 2 倍，即为阳性反应。

四、实 验 报 告

根据检查结果，写一份关于猪旋毛虫的检查报告。

拓展知识4-1

ELISA试验溶液的配制方法

1. 抗原稀释液

0.05 mol/L pH 9.6 碳酸盐缓冲液：Na_2CO_3 1.59 g；$NaHCO_3$ 2.93 g；蒸馏水加至1 000 mL；4 ℃冰箱保存，10 d内有效。

2. 血清稀释液(0.01 mol/L，pH 7.2的PBS)

A液(0.2 mol/L $Na_2HPO_4 \cdot 12H_2O$溶液)：$Na_2HPO_4 \cdot 12H_2O$ 7.16 g；蒸馏水加至100 mL。

B液(0.2 mol/L $Na_2HPO_4 \cdot 2H_2O$溶液)：$Na_2HPO_4 \cdot 2H_2O$ 3.12 g；蒸馏水加至100 mL。

取A液72 mL、B液28 mL，NaCl 18.0 g，蒸馏水加至2 000 mL，即为0.01 mol/L pH 7.2的PBS。

3. 洗涤液

0.01 mol/L pH 7.4、0.05%吐温－20磷酸盐缓冲液：$Na_2HPO_4 \cdot 12H_2O$ 2.9 g；KH_2PO_4 0.2 g；KCl 0.28 g；NaCl 8.0 g；吐温－20(Tween-20)0.5 mL；蒸馏水加至1 000 mL。

4. 底物溶液

邻苯二胺4 mg；0.2 mol/L $Na_2HPO_4 \cdot 12H_2O$ 2.43 mL；0.1 mol/L柠檬酸2.57 mL(柠檬酸2.1 g，蒸馏水加至100 mL)；3% H_2O_2 10 μL；蒸馏水5 mL。

5. 终止液

2 mol/L H_2SO_4，将浓硫酸108 mL加到89.2 mL蒸馏水中，混匀。

实验五　动物性食品中有害化学物质的检验

一、实验目的与要求

掌握污染食品的有毒元素测定原理和方法。掌握食品中化学致癌物质的检测方法。

二、实验内容与方法

(一)食品中铅的测定

食品中铅的测定按照石墨炉原子吸收光谱法 GB 5009.12—2023《食品安全国家标准　食品中铅的测定》第一法。

1. 原理

试样消解处理后,经石墨炉原子化,在 283.3 nm 处测定吸光度。在一定浓度范围内铅的吸光度与铅含量成正比,与标准系列比较定量。

2. 试剂和材料

除另有说明,本方法所使用试剂均为优级纯,水为 GB/T 6682—2008《分析实验室用水规格和试验方法》规定的二级水。

①硝酸(HNO_3)。

②高氯酸($HClO_4$)。

③磷酸二氢铵($NH_4H_2PO_4$)。

④硝酸钯[$Pd(NO_3)_2$]。

⑤硝酸(5+95):取 50 mL 硝酸慢慢加入 950 mL 水中,混匀。

⑥硝酸(1+9):取 50 mL 硝酸慢慢加入 450 mL 水中,混匀。

⑦磷酸二氢铵-硝酸钯溶液:称取 0.02 g 硝酸钯,加少量硝酸溶液(1+9)溶解后,再加入 2 g 磷酸二氢铵,溶解后用硝酸溶液(5+95)定容至 100 mL,混匀。

⑧硝酸铅标准品[$Pb(NO_3)_2$,CAS 号:10099-74-8]:纯度>99.99%,或经国家认证并授予标准物质证书的一定浓度的铅标准溶液。

⑨铅标准储备液（1 000 mg/L）：准确称取 1.598 5 g（精确至 0.000 1 g）硝酸铅，用少量硝酸溶液（1+9）溶解，移入 1 000 mL 容量瓶，加水至刻度，混匀。

⑩铅标准中间液（10.00 mg/L）：准确吸取铅标准储备液（1 000 mg/L）1.00 mL 于 100 mL 容量瓶中，加硝酸溶液（5+95）至刻度，混匀。

⑪铅标准使用液（1.00 mg/L）：准确吸取铅标准中间液 10.00 mL 于 100 mL 容量瓶中，加硝酸溶液（5+95）定容至刻度，混匀。

⑫铅标准系列溶液：分别吸取铅标准使用液（1.00 mg/L）0.00 mL、0.20 mL、0.50 mL、2.00 mL 和 4.00 mL 于 100 mL 容量瓶中，加硝酸溶液（5+95）至刻度，混匀。此铅标准系列溶液的质量浓度分别为 0.00 μg/L、2.00 μg/L、5.00 μg/L、10.00 μg/L 和 40.0 μg/L。

注：可根据仪器的灵敏度及样品中铅的实际含量确定标准系列溶液中铅的质量浓度。

3. 仪器和设备

注：所有玻璃器皿及聚四氟乙烯消解内罐均需硝酸溶液（1+5）浸泡过夜，用自来水反复冲洗，最后用水冲洗干净。

①原子吸收光谱仪：配石墨炉原子化器附铅空心阴极灯。

②分析天平：感量为 0.1 mg 和 1 mg。

③可调式电热板、可调式电热炉。

④恒温干燥箱。

⑤压力消解灌：配聚四氟乙烯消解内罐。

⑥微波消解系统：配聚四氟乙烯消解内罐。

⑦固相萃取柱：填料为亚氨基二乙酸型树脂或相当者（0.075～0.150 mm，0.5 g，1 mL）。

4. 测定步骤

（1）试样预处理　鱼类、肉类及蛋类等水分含量高的鲜样，用食品加工机或匀浆机打成匀浆，储于塑料瓶中，保存备用。在采样和试样制备过程中，应避免试样被污染。

（2）试样消解　可根据实验室条件选用以下任何一种方法消解。

①湿法消解。称取固体试样 0.2～3 g（精确至 0.001 g）或准确移取液体试样 0.50～5.00 mL 于带刻度消化管中，加入 10 mL 硝酸和 0.5 mL 高氯酸，在可调式电热炉上消解（参考条件：120 ℃/0.5～1 h；升至 180 ℃/2～4 h、升至 200～220 ℃）。若消化液呈棕褐色，再加少量硝酸，消解至冒白烟，消化液呈无色透明或略带黄色，取出消化管，冷却后用水定容至 10 mL，混匀备用。同时做试剂空白试

验。也可采用锥形瓶，在可调式电热板上，按上述操作方法进行湿法消解。

②微波消解。称取固体试样 0.2～2 g(精确至 0.001 g)或准确移取液体试样 0.50～3.00 mL 于微波消解罐中，加入 5 mL 硝酸，按照微波消解的操作步骤消解试样(消解条件参考:设定温度 120 ℃/升温时间 5 min/恒温时间 5 min;设定温度 160 ℃/升温时间 5 min/恒温时间 10 min;设定温度 180 ℃/升温时间 5 min/恒温时间 10 min)。冷却后取出消解罐，在电热板上于 140～160 ℃赶酸至 1 mL 左右。消解罐放冷后，将消化液转移至 10 mL 容量瓶中，用少量水洗涤消解罐 2～3 次，合并洗涤液于容量瓶中并用水定容至刻度，混匀备用。同时做试剂空白试验。

③压力罐消解。称取固体试样 0.2～2 g(精确至 0.001 g)或准确移取液体试样 0.50～5.00 mL 于消解内罐中，加入 5 mL 硝酸。盖好内盖，旋紧不锈钢外套，放入恒温干燥箱，于 140～160 ℃下保持 4～5 h。冷却后缓慢旋松外罐，取出消解内罐，放在可调式电热板上于 140～160 ℃赶酸至 1 mL 左右。冷却后将消化液转移至 10 mL 容量瓶中，用少量水洗涤内罐和内盖 2～3 次，合并洗涤液于容量瓶中并用水定容至刻度，混匀备用。同时做试剂空白试验。

(3)测定

①仪器条件。根据各自仪器性能调至最佳状态。参考条件为波长 283.3 nm，狭缝 0.5 nm，灯电流 8～12 mA，干燥 85～120 ℃/40～50 s，灰化 750 ℃/20～30 s，原子化 2 300 ℃/4～5 s。

②标准曲线的制作。按质量浓度由低到高的顺序分别将 10 μL 铅标准系列溶液和 5 μL 磷酸二氢铵-硝酸钯溶液(可根据所使用的仪器确定最佳进样量)同时注入石墨炉，原子化后测其吸光度值，以质量浓度为横坐标，吸光度值为纵坐标，制作标准曲线。

③试样溶液测定。在与测定标准溶液相同的实验条件下，将 10 μL 空白溶液或试样溶液与 5 μL 磷酸二氢铵-硝酸钯溶液(可根据所使用的仪器确定最佳进样量)同时注入石墨炉，原子化后测其吸光度值，与标准系列比较定量。

5. 结果计算

试样中铅含量按下式计算：

$$X=\frac{(c-c_0)\times V}{m\times 1\ 000}$$

式中，X—试样中铅的含量，mg/kg 或 mg/L；c—试样溶液中铅的质量浓度，μg/L；c_0—空白溶液中铅的质量浓度，μg/L；V—试样消化液的定容体积，mL；m—试样称样量或移取体积，g 或 mL；1 000—换算系数。

当铅含量≥1.00 mg/kg(或 mg/L)时，计算结果保留 3 位有效数字；当铅含量<1.00 mg/kg(或 mg/L)时,计算结果保留2位有效数字。

食品中铅的测定也可采用电感耦合等离子体质谱法;火焰原子吸收光谱法。

(二)食品中汞的测定

食品中总汞的测定可采用冷原子吸收光谱法 GB 5009.17—2021—2008《食品安全国家标准　食品中总汞及有机汞的测定》第四法。

1. 原理

汞蒸气对波长253.7 nm的共振线具有强烈的吸收作用。试样经过酸消解或催化酸消解,使汞转化为离子状态,在强酸介质中以氯化亚锡还原成元素汞,载气将元素汞吹入测汞仪,进行冷原子吸收测定,在一定范围内其吸收值与汞含量成正比,外标法定量。

2. 器材与试剂

注:除非另有说明,本方法所使用试剂均为优级纯,水为GB/T 6682—2008《分析实验室用水规格和试验方法》规定的一级水。

①硝酸(HNO_3)。

②盐酸(HCl)。

③过氧化氢(H_2O_2)(30%)。

④无水氯化钙($CaCl_2$),分析纯。

⑤高锰酸钾($KMnO_4$),分析纯。

⑥重铬酸钾($K_2Cr_2O_7$),分析纯。

⑦氯化亚锡($SnCl_2 \cdot 2H_2O$),分析纯。

⑧高锰酸钾溶液(50 g/L):称取5.0 g高锰酸钾置于100 mL棕色瓶中,用水溶解并稀释至100 mL,混匀。

⑨硝酸溶液(5+95):取5 mL硝酸慢慢加入95 mL水中,混匀。

⑩重铬酸钾的硝酸溶液(0.5 g/L):称取0.05 g重铬酸钾,溶于100 mL硝酸溶液(5+95)中。

⑪氯化亚锡溶液(100 g/L):称取10 g氯化亚锡,溶于20 mL盐酸中,90 ℃水浴中加热,轻微振荡,待氯化亚锡溶解成透明状后,冷却,用水稀释定容至100 mL,加入几粒金属锡,置阴凉、避光处保存。

⑫硝酸溶液(1+9):量取50 mL硝酸,缓缓加入450 mL水中。

⑬氯化汞标准品($HgCl_2$),纯度≥99%。

⑭汞标准储备液(1 000 mg/L):准确称取0.135 4 g干燥过的氯化汞,用重铬酸钾的硝酸溶液(0.5 g/L)溶解,并转移至100 mL容量瓶中,定容。于2~8 ℃冰

箱中避光保存,可保存两年。或购买经国家认证并授予标准物质证书的标准溶液物质。

⑮汞标准中间液(10.0 mg/L):吸取 1.00 mL 汞标准储备液于 100 mL 容量瓶中,用重铬酸钾的硝酸溶液(0.5 g/L)稀释和定容。于 2～8 ℃冰箱中避光保存。可保存一年。

⑯汞标准使用液(50.0 μg/L):吸取 0.50 mL 汞标准液中间液于 100 mL 容量瓶中,用重铬酸钾的硝酸溶液(0.5 g/L)稀释和定容。现用现配。

3. 仪器和设备

所有玻璃器皿及聚四氟乙烯消解内罐均需以硝酸溶液(1+4)浸泡 24 h,用自来水反复冲洗,最后用水冲洗干净。

①测汞仪:F732 型或其他。

②汞蒸气发生器(反应器或还原瓶):见图 5-1。

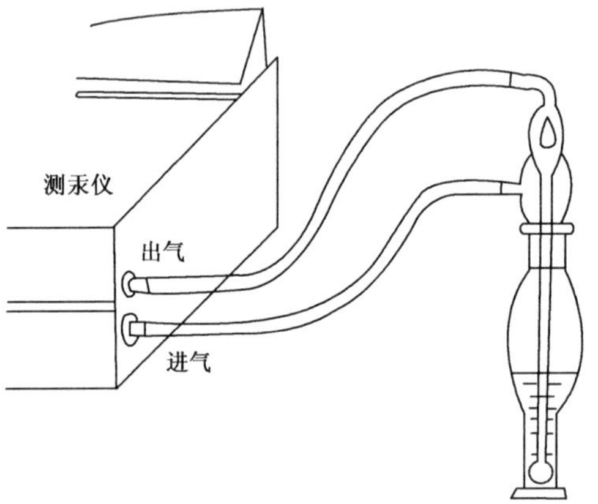

图 5-1 蒸气发生器(反应器,还原瓶)

③天平:感量为 0.1 mg 和 1 mg。

④压力消解器,附聚四氟乙烯消解内罐。

⑤恒温干燥箱(200～300 ℃)。

⑥控温电热板(50～200 ℃)。

⑦超声水浴箱。

4. 操作方法

(1)试样压力罐消解　称取切碎混匀的样品 0.2～1.0 g(精确到 0.001 g)或吸取液体试样 1～5 mL 于消解内罐中,加入 5 mL 硝酸浸泡过夜。盖好内盖,旋紧不锈钢外套，放入恒温干燥箱，于 140～160 ℃下保持 4～5 h。冷却至室温后缓慢旋松外罐，取出消解内罐，用少量水冲洗内盖，放在控温电热板上或超声水浴箱中，于 80 ℃或超声脱气 2～5 min 赶去棕色气体。取出消解器内罐，将消化液转移至 25 mL 容量瓶中，用少量水洗涤内罐 3 次，合并洗涤液于容量瓶中并用水定容至刻度，混匀备用。同时做试剂空白试验。

也可采用微波消解法，回流湿消化法（湿消化装置上加冷凝回流装置，防止汞蒸气的挥发逸出）。

(2)标准曲线的制作　打开测汞仪，预热 1 h，并将仪器性能调至最佳状态。吸取 0.00 mL、0.10 mL、0.20 mL、0.50 mL、1.00 mL、1.50 mL、2.00 mL、2.50 mL 汞标准使用液（50 ng/mL）于 50 mL 容量瓶中，用硝酸溶液（1＋9）稀释至刻度，混匀。各自相当于汞浓度为 0.00 ng/mL、0.20 ng/mL、0.50 ng/mL、1.00 ng/mL、1.50 ng/mL、2.00 ng/mL 和 2.50 ng/mL。将标准系列溶液分别置于测汞仪汞蒸气发生器还原瓶中，连接抽气装置，沿瓶壁迅速加入 3.0 mL 还原剂氯化亚锡溶液（100 g/L）。迅速盖紧瓶塞，随后有气泡产生，立即通入流速为 1.0 L/min 的氮气或经活性炭处理的空气，使汞蒸气经过氧化钙干燥管进入测汞仪的测量部分。读取测汞仪显示度数的最高值测得其吸收值。然后打开吸收瓶上的三通开关，将剩余汞蒸气吸收于高锰酸钾溶液（50 g/L）中，待测汞仪上的度数达到零点时进行下一次测定，同时做空白试验。求得其吸光度与汞质量关系的一元线性回归方程。

(3)试样溶液的测定　分别吸取样液和试剂空白溶液 5 mL 于测汞仪汞蒸气发生器的还原瓶中，连接抽气装置，以下按标准曲线的绘制进行操作。将测得的吸光度值代人标准系列溶液的一元线性回归方程，求得试样溶液中的汞含量。

5. 结果计算

试样中汞含量按下式计算：

$$X=\frac{(A_1-A_2)\times V_1\times 1\,000}{m\times V_2\times 1\,000\times 1\,000}$$

式中，X—样品中汞的含量，mg/kg 或 mg/L；m—试样质量或体积，g 或 mL；A_1—试样消化液中汞的含量，ng；A_2—试剂空白溶液中汞的含量，ng；V_1—试样消化液总体积，mL；V_2—测定用样液体积，mL。

(三)食品中砷的测定

食品中总砷的测定方法，可采用氢化物发生原子荧光光谱法 GB 5009.11—2024《食品安全国家标准　食品中总砷及无机砷的测定》第一法。

1. 原理

试样经消解处理后，加入硫脲使五价砷预还原为三价砷，再加入硼氢化钠或硼氢化钾使三价砷还原生成砷化氢，由氩气载入石英炉原子化器中分解为原子态砷，在砷空心阴极灯的发射光激发下产生原子荧光，其荧光强度在固定条件下与被测液中的砷浓度成正比，外标法定量。

2. 试剂

①氢氧化钠(NaOH)。

②氢氧化钾(KOH)。

③硼氢化钾(KBH_4)：分析纯。

④盐酸(HCl)。

⑤硫酸(H_2SO_4)。

⑥过氧化氢(H_2O_2)：30%。

⑦硝酸镁[$Mg(NO_3)_2 \cdot 6H_2O$]：分析纯。

⑧氧化镁(MgO)：分析纯。

⑨抗坏血酸($C_6H_8O_6$)：分析纯。

⑩高氯酸($HClO_4$)。

⑪硫脲(CH_4N_2S)：分析纯。

⑫硝酸(HNO_3)。

⑬氢氧化钾溶液(5 g/L)：称取 5.0 g 氢氧化钾，溶于水并稀释至 1 000 mL，混匀。

⑭硼氢化钾溶液(20 g/L)：称取 20.0 g 硼氢化钾，溶于 1 000 mL 5 g/L 氢氧化钾溶液中，混匀。临用现配。

⑮硫脲+抗坏血酸溶液：称取 10.0 g 硫脲，加约 80 mL 水，加热溶解，待冷却后加入 10.0 g 抗坏血酸，稀释至 100 mL，混匀。临用现配。

⑯氢氧化钠溶液(100 g/L)：称取 10.0 g 氢氧化钠，溶于水并稀释至 100 mL，混匀。

⑰硝酸镁溶液(150 g/L)：称取 15.0 g 硝酸镁，溶于水并稀释至 100 mL，混匀。

⑱盐酸溶液(1+1)：量取 100 mL 盐酸，缓缓倒入 100 mL 水，混匀。

⑲硫酸溶液(1+9)：量取 100 mL 硫酸，缓缓倒入 900 mL 水，混匀。

⑳硝酸溶液(2+98)：量取 20 mL 硝酸，缓缓倒入 980 mL 水，混匀。

㉑三氧化二砷(As_2O_3)标准品：纯度≥99.5%。

㉒砷标准储备液(100 mg/L，以 As 计)：准确称取于 100 ℃干燥 2 h 的三氧化二砷 0.0132 g，加 1 mL 氢氧化钠溶液(100 g/L)和少量水溶解，转入 100 mL 容量

瓶中加入适量盐酸调整其酸度近中性，用水稀释至刻度。置于2～8 ℃冰箱中，避光保存，有效期1年或经国家认证并授予标准物质证书的砷标准溶液。

㉓砷标准使用液(1.00 mg/L，以As计)：准确吸取1.00 mL砷标准储备液(100 mg/L)于100 mL容量瓶中，用硝酸溶液(2+98)稀释定容至刻度。于2～8 ℃冰箱中避光保存，有效期3个月。

㉔砷标准系列溶液：取25 mL容量瓶或比色管7支，依次准确加入砷标准使用液(1.00 mg/L)0.00 mL、0.05 mL、0.10 mL、0.25 mL、0.50 mL、1.50 mL和3.00 mL(分别相当于砷浓度0.0 μg/L、2.0 μg/L、4.0 μg/L、10.0 μg/L、20.0 μg/L、60.0 μg/L和120.0 μg/L)，各加硫酸溶液(1+9)12.5 mL，硫脲+抗坏血酸溶液2 mL，补加水至刻度，混匀，放置30 min后测定。临用现配。

3. 仪器

注：所有玻璃器皿及聚四氟乙烯消解内罐均需硝酸溶液(1+4)浸泡过夜，用水反复冲洗，最后用去离子水冲洗干净。

①原子荧光光谱仪。

②电子天平：感量为0.01 mg、0.1 mg和1 mg。

③匀浆机。

④高速粉碎机。

⑤电热消解装置：控温电热板或石墨消解仪，最高温度不低于350 ℃，控温精度±5 ℃。

⑥马弗炉。

⑦恒温干燥箱：控温精度±2 ℃。

⑧微波消解系统：配有聚四氟乙烯消解内罐。

⑨压力消解罐。

4. 测定方法

(1)试样制备

①固体样品

干样：水产动物干制品等样品，取可食部分粉碎均匀；固体乳制品等呈均匀状的粉末样品，摇匀。

鲜样：水产动物、肉类及蛋类等样品，洗净晾干，取可食部分匀浆至均质。

速冻及罐装食品：经解冻的速冻食品，取可食部分粉碎至均匀；罐装食品粉碎或匀浆至均匀。

②液体样品：乳及其制品、油脂及其制品等样品匀浆或均质。

③半固体样品：搅拌均匀。

(2)试样消解

①湿法消解:固体试样称取 0.5～2.5 g(精确至 0.001 g),液体试样称取 5.0～10.0 g(精确至 0.001 g)于消解瓶或消解管中,加 20 mL 硝酸,4 mL 高氯酸,1.25 mL 硫酸,放置过夜。次日,于 120～200 ℃逐级升温加热消解,若消解液处理至 5 mL 左右时仍有未分解物质或色泽变深,补加硝酸 5～10 mL,再消解至 2 mL 左右,如此反复 2～3 次,注意避免炭化,继续加热消解至消解液 1 mL 左右,呈无色澄清,且消解瓶或消解管中充满白烟(对于有机砷较高的水产动物及其制品、食用菌及其制品、鱼油及其制品、磷虾油及其制品、藻类及其制品等样品,将消解温度升至 280 ～300 ℃ 继续加热消解至消解液为 0.5 mL 左右,呈无色澄清,且消解瓶或消解管中充满白烟)。冷却后,沿消解容器壁缓慢加水约 10 mL,再蒸发至消解瓶或消解管充满白烟。冷却,用水将消解液转入 25 mL 容量瓶或比色管中,加入 2mL 硫脲＋抗坏血酸溶液,用水定容至刻度,混匀,放置 30 min,待测。同时做空白试验。

②干灰化法:固体试样称取 1.0～2.5 g(精确至 0.001 g),液体试样(油脂样品除外)称取 4.0 g(精确至 0.001 g),置于 50～100 mL 坩埚中。加 10 mL 硝酸镁溶液(150 g/L)混匀,低热蒸干,将 1 g 氧化镁覆盖在干渣上(对于油脂样品称取 1.00 g 于 50～100 mL 坩埚中,直接加入 0.2 g 氧化镁覆盖在油脂上)于电炉上炭化至无黑烟,移入 550 ℃马弗炉灰化 4 h。取出放冷,小心加入 5～10 mL 盐酸溶液(1＋1)以 中和氧化镁并溶解灰分,转入 25 mL 容量瓶或比色管,向容量瓶或比色管中加入 2mL 硫脲＋抗坏血酸溶液,另用硫酸溶液(1＋9)分次洗涤坩埚后,合并洗涤液并定容至刻度,混匀,放置 30 min,待测。同时做空白试验。

③微波消解法:固体试样和油脂及其制品试样称取 0.2～0.8g(精确至 0.001 g),含水分较多的试样或液体试样 称取 1.0～3.0 g(精确至 0.001 g)于消解罐中,加入 5～8 mL 硝酸,放置 30 min 以上。对于肉类、油脂等难消解的样品再加入 0.5～1 mL 过氧化氢,盖好安全阀,将消解罐放入微波消解系统中。根据不同类型的样品,设置适宜的微波消解程序(消解条件参考:设定温度 120 ℃ /升温时间 5 min /恒温时间 5 min ;设定温度 160 ℃ /升温时间 5 min /恒温时间 10 min,设定温度 190 ℃ /升温时间 5 min /恒温时间 25 min),按相关步骤进行消解,消解结束后,于 135～145℃赶酸至 1～2 mL。将消化液转移至 25 mL 容量瓶或比色管,用少量硫酸溶液(1＋9)洗涤消解罐 3 次,合并洗涤液于容量瓶或比色管中并加入 2mL 硫脲＋抗坏血酸溶液,用硫酸溶液(1＋9) 定容至刻度,混匀,放置 30 min,待测。同时做空白试验。

注:微波消解法不适用有机砷含量较高的水产动物及其制品、食用菌及其制

品、鱼油、磷虾油及其制品、水产调味 品、藻类及其制品等基质复杂的样品。

④压力罐消解法。固体试样和油脂及其制品试样称取 0.2～1.0 g(精确至 0.001 g)，鲜样或液体试样称取 1.0～5.0 g (精确至 0.001 g)于消解内罐中，加入 5 mL 硝酸浸泡过夜。盖好内盖，旋紧不锈钢外套，放入恒温干燥箱，140～160 ℃保持 3～4 h，自然冷却至室温，然后缓慢旋松不锈钢外套，将消解内罐取出，放在控温电热板上 135 ～145 ℃赶酸至 1～2 mL。将消化液转移至 25 mL 容量瓶或比色管，用少量硫酸溶液(1＋9)洗涤消解罐 3 次，合并洗涤液于容量瓶或比色管中并加入 2mL 硫脲＋抗坏血酸溶液，用硫酸溶液(1＋9)定容至刻度，混匀，放置 30 min，待测。同时做空白试验。

注：压力罐消解法不适用有机砷含量较高的水产动物及其制品、食用菌及其制品、鱼油、磷虾油及其制品、水产调味 品、藻类及其制品等基质复杂的样品。

(3)仪器参考条件　负高压：260 V；砷空心阴极灯电流：50～80 mA；载气：氩气；载气流速：500 mL/min；屏蔽气流速：800 mL/min；测量方式：荧光强度：读数方式：峰面积。

(4)标准曲线的制作　仪器预热稳定后，将空白溶液、标准系列溶液依次引入仪器进行原子荧光强度的测定。以原子荧光强度为纵坐标，砷质量浓度为横坐标，制作标准曲线，得到回归方程。

(5)试样溶液的测定　相同条件下，将空白溶液和样品溶液分别引入仪器进行测定。根据回归方程计算出样品中砷元素的质量浓度。

5. 计算

$$X=\frac{(\rho-\rho_0)\times v\times 1\,000}{m\times 1\,000\times 1\,000}$$

式中，X—试样中砷的含量，mg/kg；ρ—试样溶液中砷的含量，μg/L；ρ_0—空白溶液中砷的含量，μg/L；V—试样消化液的定容体积 ，mL；m—试样的称样量 ，g；1 000—换算系数。

当砷含量≥1.00 mg/kg 时，计算结果保留 3 位有效数字；当砷含量＜1.00 mg/kg 时，计算结果保留 2 位有效数字。

(四)食品中镉的测定

食品中镉的测定方法，可采用石墨炉原子吸收光谱法，GB 5009.15－2023《食品安全国家标准 食品中镉的测定》第一法，当取样量为 0.5 g 或 2 mL，定容体积为 10 mL 时，本方法的检出限为 0.002 mg/kg 或 0.0005 mg/L，定量限为 0.004 mg/kg 或 0.001 mg/L。

1. 原理

试样经消解后，经石墨炉原子化，在228.8 nm测定吸光度，在一定浓度范围内镉的吸光度与镉含量成正比，与标准系列溶液比较定量。

2. 试剂

①硝酸(HNO_3)。

②高氯酸($HClO_4$)。

③磷酸二氢铵($NH_4H_2PO_4$)。

④硝酸钯[$Pd(NO_3)_2$]。

⑤硝酸溶液(5+95)：量取50 mL硝酸，缓慢加入950 mL水中，混匀。

⑥硝酸溶液(1+9)：量取50 mL硝酸，缓慢加入450 mL水中，混匀。

⑦磷酸二氢铵-硝酸钯混合溶液：称取0.02 g硝酸钯，加少量硝酸溶液(1+9)溶解后，再加入2 g磷酸二氢铵，溶解后用硝酸溶液(5+95)定容至100 mL，混匀。

⑧氯化镉($CdCl_2 \cdot 2.5H_2O$)：纯度>99.99%，或经国家认证并授予标准物质证书的标准品。

⑨镉标准储备液(100 mg/L)：准确称取氯化镉0.2032 g，用少量硝酸溶液(1+9)溶解，移入1 000 mL容量瓶，加水至刻度，混匀。该此溶液镉的质量浓度为100 mg/L。

⑩镉标准中间液(100 μg/L)：准确吸取镉标准储备液1.00 mL于10 mL容量瓶中，加硝酸溶液(5+95)至刻度，混匀。再准确吸取上述溶液1.00 mL于100 mL容量瓶中，加硝酸溶液(5+95)至刻度，混匀。该溶液镉的质量浓度为100 ug/L。

⑪镉标准系列工作液：分别准确吸取镉标准中间液0 mL、0.20 mL、0.50 mL、1.00 mL、2.00 mL和4.00 mL于100 mL容量瓶中，加硝酸溶液(5+95)至刻度，混匀。该系列溶液镉的质量浓度分别为0 μg/L、0.200 μg/L、0.500 μg/L、1.00 μg/L、2.00 μg/L和4.00μg/L。临用现配。

3. 仪器和设备

所用玻璃器皿及聚四氟乙烯消解内罐均需以硝酸溶液(1+5)浸泡过夜，用水反复冲洗，最后用去离子水冲洗干净。

①原子吸收光谱仪：配石墨炉原子化器，附镉空心阴极灯。

②电子天平：感量为0.1 mg和1 mg。

③可调温式电热板或可调温式电炉。

④微波消解系统：配聚四氟乙烯消解内罐。

⑤压力消解罐：配聚四氟乙烯消解内罐。

⑥恒温干燥箱。

⑦样品粉碎设备：匀浆机、高速粉碎机。

4. 测定方法

(1)试样制备

①固态样品：固体乳制品、蛋白粉等呈均匀状的粉状样品，摇匀；肉类、蛋类、经解冻的速冻食品及罐头样品等，取可食部分匀浆均匀。

②半固态样品：搅拌均匀。

(2)试样前处理

①湿式消解法：固体试样称取 0.2～3 g(精确至 0.001 g)，液体试样准确移取或称取 0.500～5.00 mL(或 g)(精确至 0.001 mL 或 g)于带刻度消化管中，含乙醇或二氧化碳的样品先低温加热除去乙醇或二氧化碳，加入 10 mL 硝酸和 0.5 mL 高氯酸，在可调式电炉上消解(参考条件：120 ℃保持 0.5～1 h，升至 180 ℃保持 2～4 h，升至 200～220 ℃)。若消化液呈棕褐色，冷却后，再加少量硝酸，消解至冒白烟，消化液呈无色透明或略带黄色，赶酸至 1 mL 左右后取出消化管，冷却后用水定容至 10 mL 或 25 mL，混匀备用。同时做空白试验。也可采用锥形瓶，置于可调式电热板上，按上述操作方法进行湿法消解。

②微波消解：固体试样称取 0.2～0.5 g (精确至 0.001 g，含水分较多的样品可适当增加取样量至 1 g)，液体试样准确移取或称取 0.500～3.00 mL(或 g)(精确至 0.001 mL 或 g)于微波消解罐中，含乙醇或二氧化碳的样品先低温加热除去乙醇或二氧化碳，加入 5 ～10 mL 硝酸，按照微波消解的操作步骤消解试样（消解条件参考：设定温度 120 ℃ /升温时间 5 min /恒温时间 5 min ；设定温度 160 ℃ /升温时间 5 min /恒温时间 10 min，设定温度 180 ℃ /升温时间 5 min /恒温时间 10 min)。必要时，在加酸后加盖放置 1 h 或过夜后再按照微波消解的操作步骤消解试样。冷却后取出消解罐，于 140～160 ℃赶酸至 1 mL 左右。消解罐放冷后，将消化液转移至 10 mL 或 25 mL 容量瓶中，用少量水洗涤消解罐 2 次～3 次，合并洗涤液于容量瓶中并用水定容至刻度，混匀备用。同时做空白试验。

③压力罐消解法：固体试样称取 0.2～1 g (精确至 0.001 g，含水分较多的样品可适当增加取样量至 2 g)，液体试样准确移取或称取 0.500～5.00 mL(或 g)(精确至 0.001 mL 或 g) 于消解内罐中，含乙醇或二氧化碳的样品先低温加热除去乙醇或二氧化碳，加入 5～10 mL 硝酸。盖好内盖，旋紧不锈钢外套，放入恒温干燥箱，于 140～160 ℃下保持 4～5 h。必要时，在加酸后加盖放置 1 h 或过夜后再旋紧不锈钢外套，放入恒温干燥箱消解试样。冷却后缓慢旋松不锈钢外套，取出消解内罐，于 140～160 ℃赶酸至 1 mL 左右。冷却后将消化液转移至 10 mL 或 25 mL 容量瓶中，用少量水洗涤内罐和内盖 2～3 次，合并洗涤液于容量瓶中并用

水定容至刻度，混匀备用。同时做空白试验。

(3)仪器参考条件：参见表5-1。

表5-1 石墨炉原子吸收光谱法仪器参考条件

元素	波长/nm	狭缝/nm	灯电流/mA	干燥		灰化		原子化	
				温度/℃	时间/S	温度/℃	时间/S	温度/℃	时间/S
镉	228.8	0.8	5～7	85～120	30～50	450～650	15～30	1 500～2 000	4～5

(4)标准曲线绘制 按质量浓度由低到高的顺序分别取10μL标准系列溶液、5 μL磷酸二氢铵-硝酸钯混合溶液(可根据使用仪器选择最佳进样量)，同时注入石墨管，原子化后测其吸光度，以质量浓度为横坐标，吸光度值为纵坐标，绘制标准曲线。

(5)试样溶液的测定 在测定标准曲线相同的试验条件下，吸取10 μL空白溶液或试样消化液、5 μL磷酸二氢铵-硝酸钯混合溶液(可根据使用仪器选择最佳进样量)，同时注入石墨管，原子化后测其吸光度。根据标准曲线 得到待测液中镉的质量浓度。若测定结果超出标准曲线范围，用硝酸溶液(5+95)稀释后测定。

5. 结果计算

$$X=\frac{(\rho-\rho_0)\times f\times V}{m\times 1\ 000}$$

式中，X—试样中镉的含量，mg/kg或mg/L；ρ—试样消化液中镉的质量浓度，μg/L；ρ^0—空白溶液中镉的质量浓度，μg/L；f—稀释倍数；V—试样消化液定容体积，mL；m—试样质量或体积，g或mL；1 000为换算系数。

当镉含量≥0.1 mg/kg(mg/L)时，计算结果保留3位有效数字，当镉含量＜0.1 mg/kg(mg/L)时，计算结果保留2位有效数字。

(五)食品中苯并(a)芘[$B_{(a)}$P]的测定

GB 5009.27—2016《食品安全国家标准 食品中苯并(a)芘的测定》规定了食品中苯并(a)芘的测定方法，适用于肉及肉制品(熏、烧、烤肉类)、水产动物及其制品(熏、烤水产品)、油脂及其制品中苯并(a)芘的测定。

1. 原理

试样经有机溶剂提取，中性氧化铝或分子印迹小柱净化，浓缩至干，乙腈溶解，反相液相色谱分离，荧光检测器检测，根据色谱峰的保留时间定性，外标法定量。

2. 试剂与材料

注：除非另有说明，本方法所用试剂均为分析纯，水为GB/T 6682—2008《分析

实验室用水规格和试验方法》规定的一级水。

①甲苯(C_7H_8):色谱纯。

②乙腈(CH_3CN):色谱纯。

③正己烷(C_6H_{14}):色谱纯。

④二氯甲烷(CH_2Cl_2):色谱纯。

⑤中性氧化铝柱:填料粒径 75～150 μm,22 g,60 mL。

注:空气中水分对其性能影响很大,打开柱子包装后应立即使用或密闭避光保存。由于不同品牌氧化铝活性存在差异,建议对质控样品进行测试,或做加标回收试验,以验证氧化铝活性是否满足回收率要求。

⑥苯并(a)芘分子印迹柱:500 mg,6 mL。

由于不同品牌分子印迹柱的质量存在差异,建议对质控样品进行测试,或做加标回收试验,以验证其是否满足要求。

⑦微孔滤膜:0.45 μm。

⑧标准品苯并(a)芘标准品($C_{20}H_{12}$,CAS 号:50-32-8):纯度≥99.0%,或经国家认证并授予标准物质证书的标准物质。

苯并(a)芘是一种已知的致癌物质,测定时应特别注意安全防护。测定应在通风柜中进行并戴手套,尽量减少暴露。如已污染了皮肤,应采用 10%次氯酸钠水溶液浸泡和洗刷,在紫外光下观察皮肤上有无蓝紫色斑点,一直洗到蓝色斑点消失为止。

⑨苯并(a)芘标准储备液(100 μg/mL):准确称取苯并(a)芘 1 mg(精确到 0.01 mg)于 10 mL 容量瓶中,用甲苯溶解,定容。避光保存在 0～5 ℃的冰箱中,保存期 1 年。

⑩苯并(a)芘标准中间液(1.0 μg/mL):吸取 0.10 mL 苯并(a)芘标准储备液(100 μg/mL),用乙腈定容到 10 mL。避光保存在 0～5 ℃的冰箱中,保存期 1 个月。

⑪苯并(a)芘标准工作液:将苯并(a)芘标准中间液(1.0 μg/mL)用乙腈稀释得到 0.50 ng/mL、1.00 ng/mL、5.00 ng/mL、10.00 ng/mL、20.00 ng/mL 的校准曲线溶液,临用现配。

3. 仪器

①液相色谱仪:配有荧光检测器。

②分析天平:感量为 0.01 mg 和 1 mg。

③粉碎机。

④组织匀浆机。

⑤离心机:转速≥4 000 r/min。

⑥涡旋振荡器。

⑦超声波振荡器。

⑧旋转蒸发器或氮气吹干装置。

⑨固相萃取装置。

4. 操作方法

(1)样品处理

①预处理:肉去骨、鱼去刺、贝去壳,把可食部分均匀绞碎,储于洁净的样品瓶中,并标明标记,于−18～−16 ℃冰箱中保存备用。

②提取:称取 1 g(精确到 0.001 g)试样,加入 5 mL 正己烷,旋涡混合 0.5 min,40 ℃下超声提取 10 min,4 000 r/min 离心 5 min,转移出上清液。再加入 5 mL 正己烷重复提取一次。合并上清液,用下列 2 种净化方法之一进行净化。

③净化方法 1:采用中性氧化铝柱,用 30 mL 正己烷活化柱子,待液面降至柱床时,关闭底部旋塞。将待净化液转移进柱子,打开旋塞,以 1 mL/min 的速度收集净化液到茄形瓶,再转入 50 mL 正己烷洗脱,继续收集净化液。将净化液在 40 ℃下旋转蒸至约 1 mL,转移至色谱仪进样小瓶,在 40 ℃氮气流下浓缩至近干。用 1 mL 正己烷清洗茄形瓶,将洗涤液再次转移至色谱仪进样小瓶并浓缩至干。准确吸取 1 mL 乙腈到色谱仪进样小瓶,涡旋复溶 0.5 min,过微孔滤膜后供液相色谱测定。

净化方法 2:采用苯并(a)芘分子印迹柱,依次用 5 mL 二氯甲烷及 5 mL 正己烷活化柱子。将待净化液转移进柱子,待液面降至柱床时,用 6 mL 正己烷淋洗柱子,弃去流出液。用 6 mL 二氯甲烷洗脱并收集净化液到试管中。将净化液在 40 ℃下氮气吹干,准确吸取 1 mL 乙腈涡旋复溶 0.5 min,过微孔滤膜后供液相色谱测定。

(2)仪器参考条件

①色谱柱:C_{18},柱长 250 mm,内径 4.6 mm,粒径 5 μm,或性能相当者;

②流动相:乙腈+水=88+12;

③流速:1.0 mL/min;

④荧光检测器:激发波长 384 nm,发射波长 406 nm;

⑤柱温:35 ℃;

⑥进样量:20 μL。

(3)标准曲线的制作　将标准系列工作液分别注入液相色谱中,测定相应的色谱峰，以标准系列工作液的浓度为横坐标，以峰面积为纵坐标，得到标准曲线回归方程。苯并(a)芘标准溶液的液相色谱图见图 5-3。

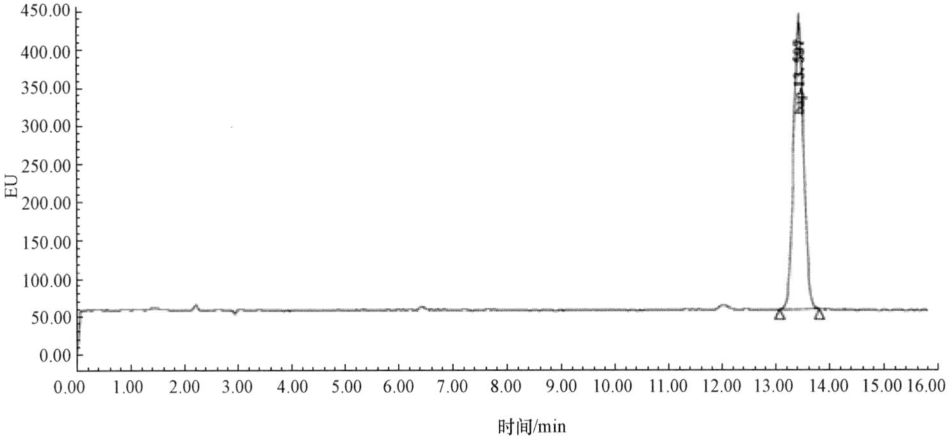

图 5-3 苯并(a)芘标准溶液的液相色谱图

(4)试样溶液的测定 将待测液进样测定，得到苯并(a)芘色谱峰面积。根据标准曲线回归方程计算试样溶液中苯并(a)芘的浓度。

5. 结果计算

试样中苯并(a)芘含量按下式进行计算：

$$X = \frac{\rho \times V}{m} \times \frac{1\ 000}{1\ 000}$$

式中，X—试样中苯并(a)芘含量，μg/kg；ρ—由标准曲线得到的样品净化溶液浓度，ng/mL；V—试样最终定容体积，mL；m—样品质量，g；1 000—由 ng/g 换算成 μg/kg 的换算因子。

(六)食品中黄曲霉毒素 M 族的测定

食品中黄曲霉毒素 M 族的测定，可采用高效液相色谱法(HPLC)，GB 5009.24—2016《食品安全国家标准 食品中黄曲霉毒素 M 族的测定》第二法。适用于乳、乳制品和含乳特殊膳食用食品中 AFT M_1 和 AFT M_2 的测定。

1. 原理

试样中的黄曲霉毒素 M_1 和黄曲霉毒素 M_2 用甲醇-水溶液提取，上清液稀释后，经免疫亲和柱净化和富集，净化液浓缩、定容和过滤后经液相色谱分离，荧光检测器检测。外标法定量。

2. 试剂和材料

除非另有说明，本方法所用试剂均为分析纯，水为 GB/T 6682—2008《分析实验室用水规格和试验方法》规定的一级水。

①乙腈(CH_3CN)：色谱纯。

②甲醇(CH_3OH)：色谱纯。

③氯化钠(NaCl)。

④磷酸氢二钠(Na_2HPO_4)。

⑤磷酸二氢钾(KH_2PO_4)。

⑥氯化钾(KCl)。

⑦盐酸(HCl)。

⑧石油醚(C_nH_{2n+2})：沸程为 30～60 ℃。

⑨乙腈-水溶液(25＋75)：量取 250 mL 乙腈加入 750 mL 水中，混匀。

⑩乙腈-甲醇溶液(50＋50)：量取 500 mL 乙腈加入 500 mL 甲醇中，混匀。

⑪磷酸盐缓冲溶液(以下简称 PBS)：称取 8.00 g 氯化钠、1.20 g 磷酸氢二钠(或 2.92 g 十二水磷酸氢二钠)、0.20 g 磷酸二氢钾、0.20 g 氯化钾，用 900 mL 水溶解后，用盐酸调节 pH 为 7.4，再加水至 1 000 mL。

⑫AFT M_1 标准品($C_{17}H_{12}O_7$，CAS：6795-23-9)：纯度≥98%，或经国家认证并授予标准物质证书的标准物质。

⑬AFT M_2 标准品($C_{17}H_{14}O_7$，CAS：6885-57-0)：纯度≥98%，或经国家认证并授予标准物质证书的标准物质。

⑭标准储备溶液(10 μg/mL)：分别称取 AFT M_1 和 AFT M_2 1 mg(精确至 0.01 mg)，分别用乙腈溶解并定容至 100 mL。将溶液转移至棕色试剂瓶中，在 −20 ℃下避光密封保存。临用前进行浓度校准。

⑮混合标准储备溶液(1.0 μg/mL)：分别准确吸取 10 μg/mL AFT M_1 和 AFT M_2 标准储备液 1.00 mL 于同一 10 mL 容量瓶中，加乙腈稀释至刻度，得到 1.0 μg/mL 的混合标准液。此溶液密封后避光 4 ℃保存，有效期 3 个月。

⑯100 ng/mL 混合标准工作液(AFT M_1 和 AFT M_2)：准确移取混合标准储备溶液 1.0 mL 至 10 mL 容量瓶中，加乙腈稀释至刻度。此溶液密封后避光 4 ℃下保存，有效期 3 个月。

⑰标准系列工作溶液：分别准确移取混合标准工作液 5 μL、10 μL、50 μL、100 μL、200 μL、500 μL 至 10 mL 容量瓶中，用初始流动相定容至刻度，AFT M_1 和 AFT M_2 的浓度均为 0.05 ng/mL、0.1 ng/mL、0.5 ng/mL、1.0 ng/mL、2.0 ng/mL、5.0 ng/mL 的系列标准溶液。

3. 仪器和设备

①天平：感量 0.01 g、0.001 g 和 0.000 01 g。

②水浴锅：温控(50±2)℃。

③涡旋混合器。

④超声波清洗仪。

⑤离心机：转速≥6 000 r/min。

⑥旋转蒸发仪。

⑦固相萃取装置(带真空泵)。

⑧氮吹仪。

⑨圆孔筛：1～2 mm 孔径。

⑩液相色谱仪(带荧光检测器)。

⑪玻璃纤维滤纸：快速、高载量、液体中颗粒保留 1.6 μm。

⑫一次性微孔滤头：带 0.22 μm 微孔滤膜。

⑬免疫亲和柱：柱容量≥100 ng。柱容量、回收率、柱回收率验证方法参见 GB 5009.24—2016《食品安全国家标准　食品中黄曲霉毒素 M 族的测定》附录 B。

注：对于不同批次的亲和柱在使用前需进行质量验证。

4. 分析步骤

使用不同厂商的免疫亲和柱，在样品的上样、淋洗和洗脱的操作方面可能略有不同，应该按照供应商所提供的操作说明书要求进行操作。

注：整个分析操作过程应在指定区域内进行。该区域应避光(直射阳光)，具备相对独立的操作台和废弃物存放装置。在整个实验过程中，操作者应按照接触剧毒物的要求采取相应的保护措施。

(1)试样提取

①液态乳、酸奶。称取 4 g 混合均匀的试样(精确到 0.001 g)于 50 mL 离心管中，加入 10 mL 甲醇，涡旋 3 min。置于 4 ℃、6 000 r/min 下离心 10 min 或经玻璃纤维滤纸过滤，将适量上清液或滤液转移至烧杯中，加 40 mL 水或 PBS 稀释，备用。

②乳粉、特殊膳食用食品。称取 1.0 g 样品(精确到 0.001 g)于 50 mL 离心管中，加入 4 mL 50 ℃热水，涡旋混匀。如果乳粉不能完全溶解，将离心管置于 50 ℃的水浴中，将乳粉完全溶解后取出。待样液冷却至 20 ℃后，加入 10 mL 甲醇，涡旋 3 min。置于 4 ℃、6 000 r/min 下离心 10 min 或经玻璃纤维滤纸过滤，将适量上清液或滤液转移至烧杯中，加 40 mL 水或 PBS 稀释，备用。

③奶油。称取 1.0 g 样品(精确到 0.001 g)于 50 mL 离心管中，加入 8 mL 石油醚，待奶油溶解，再加 9 mL 水和 11 mL 甲醇，振荡 30 min，将全部液体移至分

液漏斗中。加入 0.3 g 氯化钠充分摇动溶解，静置分层后，将下层移到圆底烧瓶中，旋转蒸发至 10 mL 以下，用 PBS 稀释至 30 mL。

④奶酪。称取 1 g 已切细、过孔径 1～2 mm 圆孔筛混匀样品(精确到 0.001 g)于 50 mL 离心管中，加入 1 mL 水和 18 mL 甲醇，振荡 30 min，置于 4 ℃、6 000 r/min 下离心 10 min 或经玻璃纤维滤纸过滤，将适量上清液或滤液转移至圆底烧瓶中，旋转蒸发至 2 mL 以下，用 PBS 稀释至 30 mL。

(2)净化　将低温下保存的免疫亲和柱恢复至室温。免疫亲和柱内的液体放弃后，将上述样液移至 50 mL 注射器筒中，调节下滴流速为 1～3 mL/min。待样液滴完后，往注射器筒内加入 10 mL 水，以稳定流速淋洗免疫亲和柱。待水滴完后，用真空泵抽干亲和柱。脱离真空系统，在亲和柱下放置 10 mL 刻度试管，取下 50 mL 的注射器筒，加入 2 mL×2 mL 乙腈(或甲醇)洗脱亲和柱，控制 1～3 mL/min 下滴速度，用真空泵抽干亲和柱，收集全部洗脱液至刻度试管中。在 50 ℃下氮气缓缓地将洗脱液吹至近干，用初始流动相定容至 1.0 mL，涡旋 30 s 溶解残留物，0.22 μm 滤膜过滤，收集滤液于进样瓶中以备进样。

注：全自动(在线)或半自动(离线)的固相萃取仪器可优化操作参数后使用。为防止黄曲霉毒素 M 破坏，相关操作在避光(直射阳光)条件下进行。

(3)液相色谱参考条件　液相色谱参考条件列出如下。

①液相色谱柱：C_{18} 柱(柱长 150 mm，柱内径 4.6 mm；填料粒径 5 μm)，或相当者。

②柱温：40 ℃。

③流动相：A 相，水；B 相，乙腈-甲醇(50+50)。等梯度洗脱条件：A 为 70%；B 为 30%。

④流速：1.0 mL/min。

⑤荧光检测波长：激发波长 360 nm；发射波长 430 nm。

⑥进样量：50 μL。

液相色谱图参见 GB 5009.24—2016《食品安全国家标准　食品中黄曲霉毒素 M 族的测定》附录 D(图 5-4)。

(4)测定

①标准曲线的制作。将系列标准溶液由低到高按浓度依次进样检测，以峰面积-浓度作图，得到标准曲线回归方程。

②试样溶液的测定。待测样液中的相应值应在标准曲线线性范围内，超过线性范围的则应稀释后重新进样分析。

③空白试验。不称取试样，按(1)试样提取和(2)试样净化的步骤做空白试验。

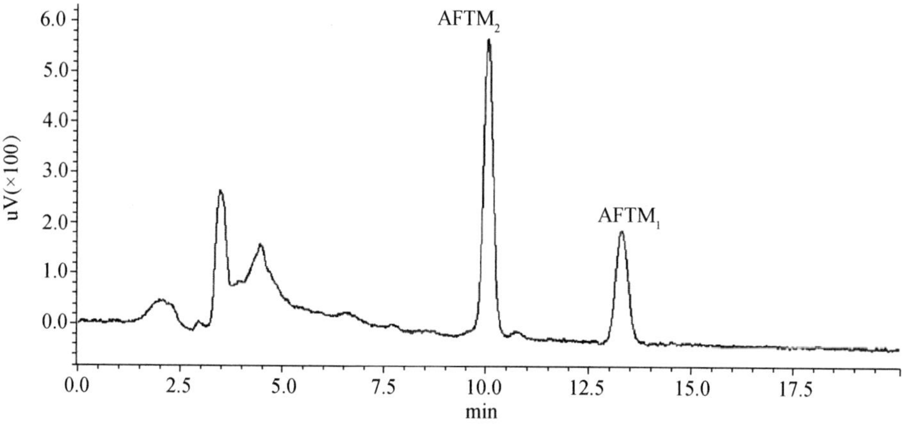

图 5-4　$AFTM_1$ 和 $AFTM_2$ 液相色谱图

确认不含有干扰待测组分的物质。

5. 结果计算

试样中 AFT M_1 或 AFT M_2 的残留量按下式计算：

$$X=\frac{\rho\times V\times f\times 1\ 000}{m\times 1\ 000}$$

式中，X—试样中 AFT M_1 或 AFT M_2 的含量，μg/kg；ρ—试样溶液中 AFT M_1 或 AFT M_2 的色谱峰由标准曲线所获得 AFT M_1 或 AFT M_2 的浓度，ng/mL；V—样品经免疫亲和柱净化洗脱后的最终定容体积，mL；f—样液稀释因子；1 000—换算系数；m—试样的称样量，g。

黄曲霉毒素 M_1 的测定也可采用同位素稀释液相色谱-串联质谱法参见 GB 5009.24—2016《食品安全国家标准　食品中黄曲霉毒素 M 族的测定》第一法，酶联免疫吸附筛查法参见 GB 5009.24—2016《食品安全国家标准　食品中黄曲霉毒素 M 族的测定》第三法。

三、卫 生 评 定

GB 2762—2022《食品安全国家标准　食品中污染物限量》规定，铅限量（以 Pb 计，mg/kg）：肉、蛋类≤0.2，内脏≤0.5，肉制品≤0.3，乳粉≤0.2，生乳≤0.02。镉限量（以 Cd 计，mg/kg）：肉类≤0.1，肝脏≤0.5，肾脏≤1.0，肉制品≤0.1，蛋及蛋制品≤0.05。汞含量（以 Hg 计，mg/kg）：肉类≤0.05，乳≤0.01，蛋≤0.05，水产及其制品(甲基汞)≤0.5。砷限量(以 As 计,mg/kg):肉及肉制品≤0.5,生乳≤0.1,乳粉≤0.5,鱼类及其制品(无机砷)≤0.1。苯并(a)芘残留量限量(μg/kg):熏烤肉≤5.0,油脂及其制品≤10.0。GB 2761—2017《食品安全国家标准　真菌毒素限量》规定,食品中黄曲霉毒素 M_1(μg/kg):乳及乳制品≤0.5,特殊膳食用食品≤0.5。

四、实验报告

根据检验结果,对检验样品的卫生质量进行综合判定,写出实验报告。

实验六　肉品新鲜度的综合检验

一、实验目的与要求

通过本实验各检测项目的学习，进一步认识微生物对肉品蛋白质的分解情况；不同腐败阶段的分解产物及含量与肉品的感官性状及理化指标之间的关系。要求掌握肉品新鲜度的各个检测方法的操作程序及注意事项，并能对检验结果进行综合评定。

二、实验内容与方法

（一）感官检查

感官检查是食品卫生检验中的重要方法。通过检验者视觉、嗅觉、触觉及味觉，主要观察肉品表面和切面的状态，如肉的色泽、气味、弹性、黏度、组织状态和煮沸后肉汤变化等来评定肉品的新鲜度。

1. 器材

搪瓷盘；刀具；镊子；电炉；石棉网；烧杯；表面皿。

2. 检查方法

（1）肉块检查　无论是半边胴体或是分割的小肉块，均应检查其皮肤、脂肪、肌肉的色泽、组织状态、黏度、弹性及气味。

（2）肉汤检查　将检验肉除去脂肪及结缔组织，剪成 2～3 g 重的小块，置于 200 mL 烧杯中（20～30 块），加 100 mL 水，用表面皿盖上，加热至 50～60 ℃，开盖检查气味，继续加热煮沸 20～30 min，再嗅其肉汤的气味，尝其肉汤滋味和观察其肉汤透明度。

3. 判断标准

感官指标应符合 GB 2707—2016《食品安全国家标准　鲜（冻）畜、禽产品》的规定，具有其应有的色泽、气味，无异味，具有其应有的组织状态，无正常视力可见外来异物。

(二)理化检验

理化检验包括总挥发性盐基氮的测定、粗氨的测定、pH测定、硫化氢的测定、球蛋白沉淀试验、过氧化物酶的测定等。

1. 总挥发性盐基氮的测定(TVBN)

总挥发性盐基氮的测定方法有半微量定氮法、自动凯氏定氮仪法和微量扩散法GB 5009.228—2016《食品安全国家标准　食品中挥发性盐基氮的测定》。

(1)半微量定氮法(第一法)

①原理。挥发性盐基氮是动物性食品由于酶和细菌的作用,在腐败过程中,使蛋白质分解而产生氨以及胺类等碱性含氮物质。挥发性盐基氮具有挥发性,在碱性溶液中蒸出,利用硼酸溶液吸收后,用标准酸溶液滴定计算挥发性盐基氮含量。反应式如下:

弱碱剂　$MgO + H_2O \rightarrow Mg(OH)_2$

蒸馏　$2NH_4^+ + Mg(OH)_2 \rightarrow 2NH_3 \cdot H_2O + Mg^{2+}$

$NH_3 \cdot H_2O \xrightarrow{\triangle} NH_3\uparrow + H_2O$

吸收　$2NH_3\uparrow + 4H_3BO_3 \rightarrow (NH_4)_2B_4O_7 + 5H_2O$

滴定　$(NH_4)_2B_4O_7 + 2HCl + 5H_2O \rightarrow 2NH_4Cl + 4H_3BO_3$

②试剂和材料。除非另有说明,本方法所用试剂均为分析纯,水为GB/T 6682—2008《分析实验室用水规格和试验方法》规定的三级水。

a. 氧化镁(MgO)、硼酸(H_3BO_3)、三氯乙酸($C_2HCl_3O_2$)、盐酸(HCl)或硫酸(H_2SO_4)、甲基红指示剂($C_{15}H_{15}N_3O_2$)、溴甲酚绿指示剂($C_{21}H_{14}Br_4O_5S$)或亚甲基蓝指示剂($C_{16}H_{18}ClN_3S \cdot 3H_2O$)、95%乙醇($C_2H_5OH$)、消泡硅油。

b. 氧化镁混悬液(10 g/L):称取10 g氧化镁,加1 000 mL水,振摇成混悬液。

c. 硼酸溶液(20 g/L):称取20 g硼酸,加水溶解并稀释至1 000 mL。

d. 三氯乙酸溶液(20 g/L):称取20 g三氯乙酸,加水溶解并稀释至1 000 mL。

e. 盐酸标准滴定溶液(0.100 0 mol/L)或硫酸标准滴定溶液(0.100 0 mol/L):按照GB/T 601—2016制备。

f. 盐酸标准滴定溶液(0.010 0 mol/L)或硫酸标准滴定溶液(0.010 0 mol/L):临用前以盐酸标准滴定溶液(0.100 0 mol/L)或硫酸标准滴定溶液(0.100 0 mol/L)配制。

g. 甲基红乙醇溶液(1 g/L):称取0.1 g甲基红,溶于95%乙醇,用95%乙醇稀释至100 mL。

h. 溴甲酚绿乙醇溶液(1 g/L):称取0.1 g溴甲酚绿,溶于95%乙醇,用95%

乙醇稀释至 100 mL。

i. 亚甲基蓝乙醇溶液(1 g/L):称取 0.1 g 亚甲基蓝,溶于 95%乙醇,用 95%乙醇稀释至 100 mL。

j. 混合指示液:1 份甲基红乙醇溶液与 5 份溴甲酚绿乙醇溶液临用时混合,也可用 2 份甲基红乙醇溶液与 1 份亚甲基蓝乙醇溶液临用时混合。

③仪器和设备。

a. 天平:感量为 1 mg。

b. 搅拌机。

c. 具塞锥形瓶:300 mL。

d. 半微量定氮装置:如图 6-1 所示。

e. 吸量管:10.0 mL、25.0 mL、50.0 mL。

f. 微量滴定管:10 mL,最小分度值 0.01 mL。

④操作方法。

A. 试样处理。鲜(冻)肉去除皮、脂肪、骨、筋腱,取瘦肉部分,鲜(冻)海产品和水产品去除外壳、皮、头部、内脏、骨刺,取可食部分,绞碎搅匀。制成品直接绞碎搅匀。肉糜、肉粉、肉松、鱼粉、鱼松、液体样品可直接使用。皮蛋(松花蛋)、咸蛋等腌制蛋去蛋壳、去蛋膜,按蛋∶水=2∶1 的比例加入水,用搅拌机绞碎搅匀成匀浆。

鲜(冻)样品称取试样 20 g,肉粉、肉松、鱼粉、鱼松等干制品称取试样 10 g,精确至 0.001 g,液体样品吸取 10 mL 或 25 mL,置于具塞锥形瓶中,准确加入 100 mL 水,不时振摇,试样在样液中分散均匀,浸渍 30 min 后过滤。皮蛋、咸蛋样品称取蛋匀浆 15.0 g(计算含量时,蛋匀浆的质量乘以 2/3 即为试样质量),精确至 0.001 g,置于具塞锥形瓶中,准确加入 100 mL 三氯乙酸溶液,用力充分振摇 1 min,静置 15 min 待蛋白质沉淀后过滤。滤液应及时使用,不能及时使用的滤液置冰箱内 0～4 ℃冷藏备用。对于蛋白质胶质多、黏性大、不容易过滤的特殊样品,可使用三氯乙酸溶液替代水进行实验。蒸馏过程泡沫较多的样品可滴加 1～2 滴消泡硅油。

B. 测定。

a. 将半微量凯氏定氮器(图 6-1)安装稳妥,把蒸馏瓶中的水加热至沸腾并有足量的蒸汽发生。

b. 取硼酸吸收液 10 mL(内加 5 滴混合指示剂)于接收瓶(锥形瓶)中,置冷凝管下端,使其插入吸收液的液面下。

c. 取样品肉浸液 10 mL 加入蒸馏器反应室内,以 10 mL 水洗涤小玻杯并使之流入反应室内,随后塞紧棒状玻塞。再向反应室内加 1%氧化镁混悬液 5 mL,迅速盖棒状玻塞，并加水于小玻杯以防漏气，夹紧螺旋夹，开始蒸馏，蒸馏 5 min 后移动蒸馏液接收瓶，液面离开冷凝管下端，再蒸馏 1 min，然后用少量蒸馏水冲洗冷凝管下端外部，取下接收瓶。

d. 吸收液用 0.010 0 mol/L 盐酸或硫酸标准溶液滴定，滴定终点至蓝紫色。同时用无氨蒸馏水代替样品液做试剂空白试验。

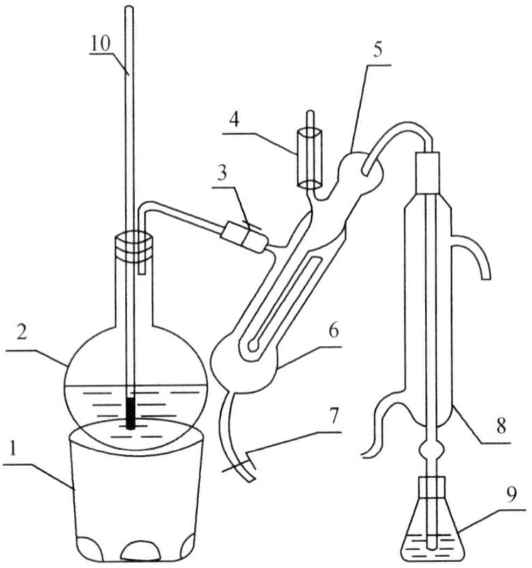

1. 电炉；2. 水蒸气发生器；3. 螺旋夹；4. 小玻杯及棒状玻塞；5. 反应室；6. 反应室外层；7. 橡皮管及螺旋夹；8. 冷凝管；9. 蒸馏液接收瓶；10. 安全玻璃管。

图 6-1　半微量凯氏定氮器

⑤结果计算。按下列公式计算样品中总挥发性盐基氮的含量：

$$X=\frac{(V_1-V_2)\times c\times 14}{m\times (V/V_0)}\times 100$$

式中，X—试样中挥发性盐基氮的含量，mg/100 g 或 mg/100 mL；V_1—试样消耗盐酸或硫酸标准溶液的体积，mL；V_2—试剂空白消耗盐酸或硫酸标准溶液的体积，mL；c—盐酸或硫酸标准溶液的浓度，mol/L；14—滴定 1.0 mL 盐酸[c(HCl)=1.000 mol/L]或硫酸[$c(1/2H_2SO_4)$=1.000 mol/L]标准滴定溶液相当的氮的质量，g/mol；m—样品的质量，g 或 mL；V—测定用滤液体积，mL，本方法中 $V=10$；V_0—样液总体积，mL，本方法中 $V_0=100$；100—计算结果换算为 mg/100 g 或 mg/100 mL 的换算系数。

计算结果以重复性条件下获得的两次独立测定结果的算术平均值表示，结果保留3位有效数字。

⑥注意事项。

a. 半微量蒸馏器在使用前,应用蒸馏水并通过水蒸气对其内室充分洗涤后开始做空白试验。操作结束后用稀硫酸溶液并通过水蒸气对其内室残留物进行清洗,然后再用蒸馏水同样洗涤。重复操作2～3次,即可进行下一次的蒸馏操作。

b. 空白试验需稳定后才能开始正式试验。

c. 每个样品测定之间应用蒸馏水洗涤2～3次。

d. 滴定终点观察时空白试验与正式试验应色调一致。

(2)微量扩散法(第三法)

①原理。挥发性含氮物质可在碱性溶液中释出,利用弱碱剂(饱和碳酸钾溶液)使含氮物质在37 ℃游离扩散,并在密闭条件下被硼酸溶液吸收,然后用标准酸液滴定,计算求得含量。

②器材与试剂。扩散皿(标准型):玻璃质,内外室总直径61 mm,内室直径35 mm,外室深度10 mm,内室深度5 mm,外室壁厚3 mm,内室壁厚2.5 mm,加磨砂厚玻璃盖。其他型号亦可用;微量滴定管;恒温培养箱。

饱和碳酸钾:取碳酸钾50.0 g,加水50 mL,微加热助溶,使用时取上清液;水溶性胶:取阿拉伯胶10.0 g,加水10 mL,再加甘油5 mL及无水碳酸钾(或无水碳酸钠)5.0 g,研匀;其他同前法。

③操作方法。

A. 样品肉浸液的制备。同半微量定氮法。

B. 测定。

a. 将水溶性胶涂于扩散皿(图6-2)的边缘,在扩散皿中央内室加入2%硼酸吸收液1 mL,并加入混合指示剂1滴。

b. 在皿外室一侧加入样品液体1 mL,另一侧加入饱和碳酸钾溶液1 mL,注意勿使两液接触,立即盖好,密封。

c. 将皿置于桌面上轻轻转动,使样液与碱液(饱和碳酸钾溶液)混合,然后于37 ℃温箱内放置2 h。

d. 取出,放凉至室温,揭去盖,吸收液用0.01 mol/L盐酸标准溶液滴定,终点呈蓝紫色,记录用量。同时做试剂空白试验和平行实验。

④结果计算。按下列公式计算样品中总挥发性盐基氮的含量:

$$X=\frac{(V_1-V_2)\times c\times 14}{m\times(V/V_0)}\times 100$$

式中,X—试样中挥发性盐基氮的含量,mg/100 g或mg/100 mL;V_1—试样消

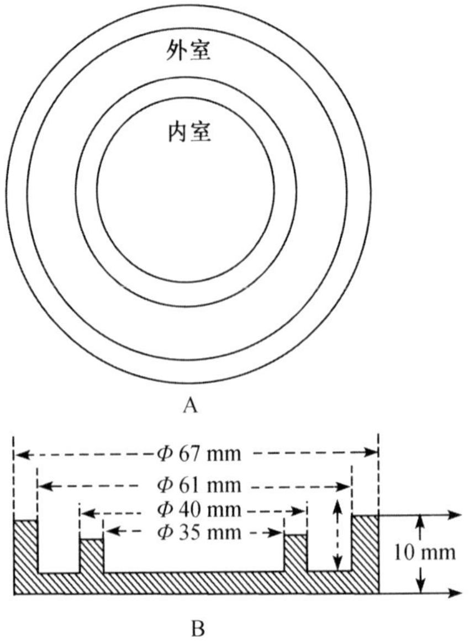

A. 俯视图；B. 剖面图。

图 6-2　扩散皿(标准型)

耗盐酸或硫酸标准溶液的体积，mL；V_2—试剂空白消耗盐酸或硫酸标准溶液的体积，mL；c—盐酸或硫酸标准溶液的浓度，mol/L；14—滴定 1.0 mL 盐酸[c(HCl)＝1.000 mol/L]或硫酸[$c(1/2H_2SO_4)$＝ 1.000 mol/L]标准滴定溶液相当的氮的质量，g/mol；m—样品的质量，g 或 mL；V—测定用滤液体积，mL，本方法中 $V=1$；V_0—样液总体积，mL，本方法中 $V_0=100$；100—计算结果换算为 mg/100 g 或 mg/100 mL 的换算系数。

⑤注意事项。

a. 本法须先用标准液做回收试验，条件稳定，回收率为 95%左右，方可开始检测。

b. 加碳酸钾时，可在刻度管上加一橡皮头，轻轻压出，不可用口吹，以防溅入内室。

c. 扩散皿要求洁净、干燥、不带酸碱性，检样测定与空白试验均需各做三份平行试验。

⑥判定标准。GB 2707—2016《食品安全国家标准　鲜(冻)畜、禽产品》规定，鲜(冻)畜、禽产品挥发性盐基氮(mg/100 g)≤15。

2. pH 的测定

pH 的测定按照 GB 5009.237—2016《食品安全国家标准　食品 pH 值的测定》。

(1)原理　测定浸没在肉或肉制品试样中的玻璃电极和一个参比电极电位差。

(2)器材与试剂

①机械设备:用于试样的均质化,包括高速旋转的切割机,或多孔板的孔径不超过 4 mm 的铰肉机。

②均质器:转速可达 20 000 r/min。

③磁力搅拌器。

④pH 计:准确度为 0.01。仪器应有温度补偿系统,若无温度补偿系统,应在 20 ℃以下使用,并能防止外界感应电流的影响。

复合电极由玻璃指示电极和 Ag/AgCl 或 Hg/Hg_2Cl_2 参比电极组装而成。

⑤pH4.01 标准缓冲溶液(20 ℃):准确称取在(115±5)℃烘干 2～3 h 的优级纯邻苯二甲酸氢钾($KHC_8H_4O_4$)10.211 g,溶于无二氧化碳(CO_2)的水中,稀释至 1 000 mL,摇匀。

⑥pH 6.88 标准缓冲溶液(20 ℃):准确称取在(115±5) ℃烘干 2～3 h 的磷酸二氢钾(KH_2PO_4)3.402 g 和无水磷酸氢二钠(Na_2HPO_4)3.549 g,溶于无二氧化碳(CO_2)的水中,稀释至 1 000 mL,摇匀。

⑦pH 9.22 标准缓冲溶液(20 ℃):准确称取纯硼砂($Na_2B_4O_7 \cdot 10H_2O$)3.8 g 溶于无二氧化碳(CO_2)的水中,稀释至 1 000 mL,摇匀。

⑧氢氧化钠溶液(1.0 mol/L):称取 40 g 氢氧化钠,溶于水中,用水稀释至 1 000 mL。

⑨氯化钾溶液(0.1 mol/L):称取 7.5 g 氯化钾于 1 000 mL 容量瓶中,加水溶解,用水稀释至刻度(若待测试样处在僵硬前的状态,需加入已用氢氧化钠溶液调节 pH 至 7.0 的 925 mg/L 碘乙酸溶液,以阻止糖酵解)。

(3)操作方法

①样品制备。

a. 非均质化的试样:在试样中选取有代表性的 pH 测试点。

b. 均质化的试样:使用机械设备将试样均质。注意避免试样的温度超过 25 ℃。若使用铰肉机,试样至少通过该仪器两次,将试样装入密封的容器里,防止变质和成分变化。试样应尽快进行分析,均质化后最迟不超过 24 h。

在均质化试样中,加入 10 倍于待测试样质量的氯化钾溶液,用均质器进行均质。

②样品测定过程。不同型号酸度计的操作方法可参照不同说明书。

a. pH 计的校正：用两个已知精确 pH 的缓冲溶液（尽可能接近待测溶液的 pH），在测定温度下用磁力搅拌器搅拌的同时校正 pH 计。若 pH 计不带温度补偿系统，应保证缓冲溶液的温度在（20±2）℃。

b. 均质化试样的测定：取一定量能够浸没或埋置电极的试样，将电极插入试样中，将 pH 计的温度补偿系统调至试样温度。若 pH 计不带温度补偿系统，应保证待测试样的温度在（20±2）℃。采用适合于所用 pH 计的步骤进行测定，读数显示稳定以后，直接读数，准确至 0.01。

同一个制备试样至少要进行两次测定。

c. 非均质化试样的测定：用小刀或大头针在试样上打一个孔，以免复合电极破损。

将 pH 计的温度补偿系统调至试样的温度。若 pH 计不带温度补偿系统，应保证待测试样的温度在（20±2）℃。采用适合于所用 pH 计的步骤进行测定，读数显示稳定以后，直接读数，准确至 0.01。

鲜肉通常保存于 0～5 ℃，测定时需要用带温度补偿系统的 pH 计。在同一点重复测定。必要时可在试样的不同点重复测定，测定点的数目随试样的性质和大小而定。

同一个制备试样至少要进行两次测定。

d. 电极的清洗：用脱脂棉先后蘸乙醚和乙醇擦拭电极，最后用水冲洗并按生产商的要求保存电极。

（4）判定标准　新鲜肉（一级鲜度）：pH 5.8～6.2；次鲜肉（二级鲜度）：pH 6.3～6.6；变质肉：pH 6.7 以上。

（5）注意事项

①非均质化试样的测定：在同一试样上同一点的测定，取两次测定的算数平均值作为结果。pH 读数准确至 0.05。

在同一试样不同点的测定，描述所有的测定点及各自的 pH。

②均质化试样的测定：结果精确至 0.05。

③精密度：在重复性条件下获得的两次独立测定结果的绝对差值不得超过 pH 0.1。

3. 过氧化物酶的测定

（1）原理　根据过氧化物酶能从过氧化氢中裂解出氧的特性，在肉浸液中加入过氧化氢和某种容易被氧化的指示剂（联苯胺），肉浸液中的过氧化物酶从过氧化氢中裂解出氧，将指示剂氧化而改变颜色（淡蓝绿色），根据显色时间判定肉品的新鲜度。此化合物经一定时间后变成褐色，所以判定时间要掌握好，不可超过 3 min，其反应式如下：

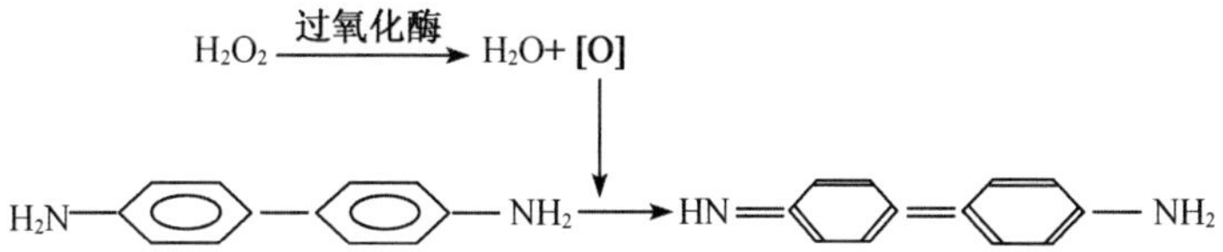

(2)器材与试剂　小试管；试管架；移液管；锥形瓶；滤纸；玻璃棒；量筒。

①0.2%联苯胺乙醇溶液(95%乙醇)：棕色瓶中保存，时间不超过一个月。

②1%过氧化氢溶液：取 30%过氧化氢 1 mL 与 29 mL 蒸馏水混合，现用现配。

(3)操作方法

①样品肉浸液的制备。同挥发性盐基氮的测定。

②测定。取两支小试管，一支加入样品肉浸液 2 mL，另一支加入蒸馏水 2 mL 作为对照。于两试管中各加 0.2%联苯胺乙醇溶液 5 滴，充分振荡混匀，滴加新配制的 1%过氧化氢溶液 2 滴，稍加振荡，立即观察在 3 min 内溶液颜色变化的速度和程度，按判定标准进行判定。

③判定标准。根据肉浸液呈色反应的时间，判定肉品的新鲜程度，见表 6-1。

市场检验不能制备肉浸液时，在肉的切面上加 1%过氧化氢溶液 2 滴和 0.2%联苯胺乙醇溶液 5 滴，此时出现蓝绿色斑点，继变为褐色者，认为是阳性反应，无色斑者为阴性反应。

表 6-1　过氧化物酶试验结果判定标准

项目	呈色反应的时间	结果	说明
健康并新鲜肉	30～90 s 呈蓝绿色(以后变成褐色)	阳性(+)	有过氧化物酶存在
新鲜度可疑肉	2～3 min 出现淡青棕色，或完全无变化	阴性(-)	没有过氧化物酶，若感官上无变化，而 pH 在 6.5～6.6 时，说明来自病畜，或过劳和衰弱的牲畜

4. 肉中粗氨的测定

粗氨的测定常采用纳氏试剂(Nessler)法，纳氏试剂无论对肉中游离的氨或结合的氨均能起反应，是测定氨的专用试剂。

(1)原理　在碱性溶液中氨和氨离子能与纳氏试剂作用，生成黄色或橙色沉淀(碘化二亚汞铵)，黄色沉淀物的多少与粗氨的含量成正比。

(2)器材试剂　试管，吸管，烧杯，试管架。

纳氏试剂：称取 10.0 g 碘化钾溶于 10 mL 热蒸馏水中，再加入饱和升汞溶液（$HgCl_2$ 在 20 ℃时 100 mL 水中能溶解 6.1 g），不断振摇，直至产生的朱红色沉淀不再溶解为止。向上清液中加入 35％氢氧化钾溶液 80 mL，加入无氨蒸馏水将其稀释至 200 mL，静置 24 h 后，取上清液即为试剂（几乎无色或微黄色）。然后移于棕色玻璃瓶内，置暗处密闭保存。

（3）操作方法

①制备肉浸液。同挥发性盐基氮的测定。

②测定。

a. 取两只小试管，在一支内加入肉浸液 1 mL，在另一支内加入煮沸两次冷却的无氨蒸馏水 1 mL 作为对照。

b. 轮流向两支试管内滴加纳氏试剂上清液，每加一滴后都要振荡，同时观察比较两管中溶液颜色的变化；各滴入 10 滴。

（4）判断标准　见表 6-2。

表 6-2　粗氨含量及肉的新鲜度

纳氏试剂/滴	肉液变化现象	粗氨含量/(mg/100 g)	肉的新鲜度评价
10	透明无变化	<16	一级鲜度
10	黄色透明	16～20	二级鲜度
10	淡黄色浑浊有少量悬浮物	21～30	腐败初期迅速利用
6～9	黄色浑浊稍有沉淀	31～45	腐败肉经处理尚可食用
1～5	大量黄色或棕色沉淀	>46	完全腐败不能食用

5. 肉中硫化氢的测定

（1）原理　硫化氢在碱性环境中与醋酸铅碱性溶液发生反应，生成黑色的硫化铅。因此，测定肉中硫化氢与醋酸铅反应呈色的深浅可判定肉品的新鲜度。其反应式如下：

$$Pb(CH_3COO)_2 + 4NaOH \rightarrow Na_2PbO_2 + 2CH_3COONa + 2H_2O$$

$$Na_2PbO_2 + H_2S \rightarrow PbS\downarrow + 2NaOH$$

（2）器材与试剂　100 mL 具塞锥形瓶，烧杯，定性滤纸。

①碱性醋酸铅溶液：10％醋酸铅溶液中加入 10％氢氧化钠溶液，直至析出白色沉淀。

②碱性醋酸铅滤纸：将滤纸条放入上述碱性醋酸铅溶液中浸泡后，取出晾干，备用。

(3)操作方法

①将被检肉剪成绿豆大小的碎块置于 50～100 mL 具塞锥形瓶中，至瓶容积的 1/3，并尽量使其平铺于瓶底。

②用一碱性醋酸铅滤纸条悬挂于瓶口与瓶盖之间，以瓶盖固定滤纸条，要求滤纸条紧接肉块表面而又不与肉块接触。

③在室温下静置 30 min 后，观察瓶内滤纸条的颜色变化。冬天可将锥形瓶浸于 50～60 ℃温水中，以加快反应。

(4)判定标准

新鲜肉：滤纸条无变化；

新鲜度可疑肉：滤纸条的边缘变成淡褐色；

腐败肉：滤纸条的下部变为褐色或黑褐色。

6. 球蛋白沉淀试验

(1)原理　蛋白质在碱性溶液中能与重金属离子(Cu^{2+})结合形成蛋白质盐而沉淀。

(2)器材与试剂　试管、试管架、吸管、水浴锅。

10%硫酸铜溶液：称取五水硫酸铜($CuSO_4 \cdot 5H_2O$)15.64 g，先以少量蒸馏水使其溶解，然后加蒸馏水稀释至 100 mL。

(3)操作方法

①样品处理。同挥发性盐基氮的测定。

②测定。硫酸铜沉淀法：取两支 5 mL 试管，一支加 2 mL 肉浸液，另一支加入 2 mL 蒸馏水作为对照。然后向上述两试管中各滴入 5 滴 10%硫酸铜溶液，充分振摇后静置 5 min，然后观察结果。

(4)判定标准

新鲜肉：肉浸液透明，液体呈淡蓝色。次鲜肉：肉浸液出现轻度混浊或絮状沉淀。变质肉：肉浸液混浊并有白色沉淀。

(三)细菌学检验

(1)菌落总数的测定　(参见实验一)。

(2)大肠菌群测定　(参见实验二)。

(3)致病菌的检验　GB 4789.4—2024《食品安全国家标准　食品微生物学检验　沙门氏菌检验》有关致病菌的检验进行。

三、卫 生 评 价

①供食用的新鲜肉，无论外观、色泽、硬度、气味等都必须符合感官检查标准，不可有异常。

②感官检查发现肉新鲜度有疑问时，应进行实验室的检验，包括理化检验和细菌学检验。

③感官检验发现肉有显著腐败分解的特征，并具有异常气味时，不可供食用。

④肉类各种新鲜度检验的理化指标符合国家标准。

四、实 验 报 告

根据感官检验、理化检验和细菌学检验结果，对检验样品新鲜度进行综合判定，写出实验报告。

实验七　肉制品的卫生检验

一、实验目的与要求

掌握肉制品感官检验方法及理化检验原理与方法，并按卫生标准进行卫生质量评定。

二、实验内容与方法

(一)腌腊肉制品的检验

1. 感官检验

(1)检查方法

①外表观察：首先观察表面肌肉和脂肪组织或肠衣表面的色泽，有无污秽、霉苔或黏腻，组织结构是否紧密，有无虫害等。

②切开观察：外表观察后可切开1～2个切面，观察深层的色泽和组织状态，并嗅其气味。

③插入检查：对于大块腌肉和火腿，为了检查肌肉深层的变化，采用竹签插入，然后拔出竹签，立即嗅其气味。若竹签连续使用，可在每次插签前擦去上次打签的气味，也可每根竹签只使用一次，待检查完毕后用热碱水统一煮沸，消毒备用。

对整片腌肉通常打5签。插签的部位见图7-1。第1签，从后腿肌肉(臀部)插入髋关节及肌肉深处。第2签，从股内侧透过膝关节后方的肌肉插向膝关节。第3签，从胸部脊椎骨上方朝下斜向插入肌肉。第4签，从胸腔肌肉斜向前肘关节后方插入。第5签，从颈椎骨上方斜向插入肩关节。

猪头可在耳根部和颌骨之间及咬肌外面打签。

对火腿打3签。插签的部位见图7-2。第1签在蹄髈部分膝盖骨附近，插入膝关节处。第2签，在商品规格中所谓中方段，髋骨部分、髋关节附近插入。第3签，在中方与油头交界处，髋骨与荐骨间插入。

打签后用油质封闭表面签孔，以利保存。打签时，如发现某一处腐败应立即换签，用过的签用热碱水煮沸，消毒备用。

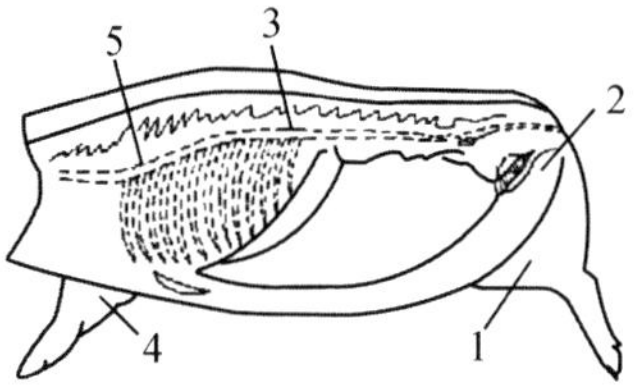

1、2、3、4、5 分别代表第 1 签、第 2 签、第 3 签、第 4 签、第 5 签的位置和方向。

图 7-1 腌肉插签部位

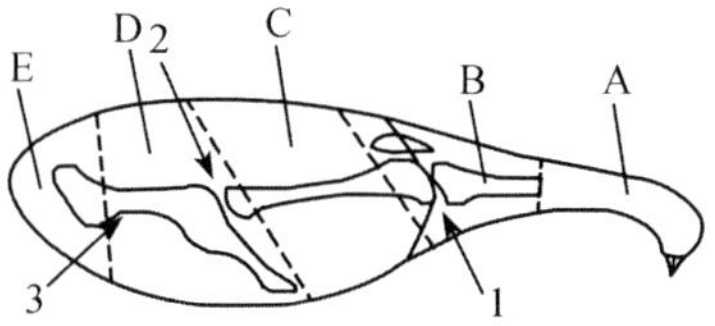

1、2、3 分别代表第 1、第 2、第 3 签的位置及方向；A. 小爪；B. 蹄髈；C. 上方；D. 中方；E. 油头。

图 7-2 火腿插签部位

④煮沸试验：必要时可切取一部分样品试煮，以嗅其气味和品尝滋味。

（2）判断标准　按 GB 2730—2015《食品安全国家标准　腌腊肉制品》要求应无黏液、无霉点、无异味、无酸败味、无正常视力可见外来异物。

2. 理化检验

腌腊肉品中的微生物不易生存和繁殖，在实践中，腌腊肉品可能出现的质量问题主要是食盐含量过高，亚硝酸盐的残留量过高或某些品种的含水量过高，以及在保藏过程中发生的脂肪氧化酸败（即哈喇味）和霉变。所以，腌腊肉品的实验室测定项目主要有亚硝酸盐含量、食盐含量、酸价、过氧化值等。

（1）亚硝酸盐含量的测定　采用分光光度法盐酸萘乙二胺法测定，按照 GB 5009.33—2016《食品安全国家标准　食品中亚硝酸盐与硝酸盐的测定》第二法。

①原理。样品经沉淀蛋白质，除去脂肪后，在弱酸条件下，亚硝酸盐与对氨基苯磺酸重氮化后，再与盐酸萘乙二胺偶合形成红紫色染料，外标法测得亚硝酸盐含量。

②器材。小型铰肉机，天平，分光光度计。

③试剂。

a. 对氨基苯磺酸溶液（4 g/L）：称取 0.4 g 对氨基苯磺酸，溶于 100 mL 20% 的盐酸中混匀，置于棕色瓶中，避光保存。

b. 盐酸萘乙二胺溶液（2 g/L）：称取 0.2 g 盐酸萘乙二胺，溶于 100 mL 水中混匀，置于棕色瓶中，避光保存。

c. 亚铁氰化钾溶液（106 g/L）：称取 106.0 g 亚铁氰化钾［$K_4Fe(CN)_6 \cdot 3H_2O$］，溶丁一定量的水中，并稀释至 1 000 mL。

d. 乙酸锌溶液（220 g/L）：称取 220.0 g 乙酸锌［$Zn(CH_3COO)_2 \cdot 2H_2O$］，加

30 mL 冰乙酸溶解，用水稀释至 1 000 mL。

e. 饱和硼砂溶液（50 g/L）：称取 5.0 g 硼酸钠（$Na_2B_4O_7 \cdot 10H_2O$），溶于 100 mL 热水中，冷却后备用。

f. 亚硝酸钠标准溶液：精密称取 0.100 0 g 于 110～120 ℃干燥恒重的亚硝酸钠，加水溶解后移入 500 mL 容量瓶内，并稀释至刻度。此溶液每毫升相当于 200 μg 亚硝酸钠。

g. 亚硝酸钠标准使用液：临用前吸取亚硝酸钠标准溶液 5 mL 置于 200 mL 容量瓶内，加水稀释至刻度，此溶液每毫升相当于 5.0 μg 亚硝酸钠。

④操作方法。

A. 样品处理。称取 5 g(精确至 0.001 g)匀浆试样(如制备过程中加水，应按加水量折算)，置于 250 mL 具塞锥形瓶中，加 12.5mL 50 g/L 饱和硼砂溶液，加入 70 ℃左右的水约 150 mL ，混匀，于沸水浴中加热 15 min，取出置冷水浴中冷却，并放置至室温。定量转移上述提取液至 200 mL 容量瓶中，加入 5 mL 106 g/L 亚铁氰化钾溶液，摇匀，再加入 5 mL 220 g/L 乙酸锌溶液，以沉淀蛋白质。加水至刻度，摇匀，放置 30 min，除去上层脂肪，上清液用滤纸过滤，弃去初滤液 30 mL，滤液备用。

B. 测定。取干燥清洁的 50 mL 比色管，编号后，按表 7-1 顺序进行加样反应测定。

表 7-1　盐酸萘乙二胺比色法测定程序

成分	标准管号									样品管号
	0	1	2	3	4	5	6	7	8	9
亚硝酸钠标准液/mL	0	0.2	0.4	0.6	0.8	1.0	1.5	2.0	2.5	—
相当于亚硝酸钠/μg	0	1	2	3	4	5	7.5	10	12.5	—
样品溶液/mL	—	—	—	—	—	—	—	—	—	40
0.4%对氨基苯磺酸/mL	各加 2 mL，静置 3～5 min									
0.2%盐酸萘乙二胺/mL	各加 1 mL，加水定容至 50 mL，静置 15 min									

用 1 cm 比色杯，以零管调零，于 538 nm 处测定吸光度，并绘制出标准曲线进行比较。

⑤结果计算。

样品中亚硝酸盐的含量按下式进行计算：

$$X = \frac{A \times 1\,000}{m \times \dfrac{V_1}{V_0} \times 1\,000}$$

式中，X—样品中亚硝酸盐的含量，mg/kg；A—测定用样液中亚硝酸盐的含量，μg；V_1—测定用样液体积，mL；V_0—试样处理液总体积，mL；m—样品的质量，g；1 000—转换系数。

计算结果保留 2 位有效数字。

⑥判定标准。按 GB 2760—2024《食品安全国家标准 食品添加剂使用标准》规定，腌腊制品（腊肉、咸肉、板鸭、中式火腿、腊肠等）亚硝酸钠残留量≤30 mg/kg。

(2)食盐含量的测定。采用 GB 5009.44—2016《食品安全国家标准 食品中氯化物的测定》第三法银量法（摩尔法或直接滴定法）。

①原理。样品经处理后，以铬酸钾为指示剂，用硝酸银标准滴定溶液滴定试液中的氯化物。根据硝酸银标准滴定溶液的消耗量，计算食品中氯的含量。

当溶液中的 Cl^- 与硝酸银反应完全后，稍过量的硝酸银即与铬酸钾指示剂反应，生成橘红色的铬酸银沉淀即为终点，由硝酸银溶液消耗量计算氯化钠的含量。反应式如下：

$$NaCl + AgNO_3 \longrightarrow AgCl\downarrow + NaNO_3$$
$$2AgNO_3 + K_2CrO_4 \longrightarrow Ag_2CrO_4\downarrow + 2KNO_3$$

②器材。粉碎机；研钵；漩涡振荡器；pH 计；高温炉；10 mL 微量滴定管或酸式滴定管（棕色）；烧杯；锥形瓶；滴定管架。

③试剂。

a. 5%铬酸钾溶液：称取 5.0 g 铬酸钾，加水溶解，并定容至 100 mL。

b. 0.1 mol/L 硝酸银标准溶液：称取 17.5 g 硝酸银（优级纯），加入适量水使之溶解，并稀释至 1 000 mL，混匀，避光保存。

④操作方法。

A. 样品处理。

a. 炭化浸出法：称取 5.0 g 切碎混匀的样品，置于瓷蒸发皿中，用小火碳化完全，炭化成粉，用玻璃棒轻轻地研碎，然后加 25 mL 蒸馏水，用小火煮沸冷却后，过滤于 100 mL 容量瓶中，并以热蒸馏水少量分次洗涤残渣及滤器，洗液并入容量瓶中，冷至室温，加水至刻度，混匀备用。

b. 灰化浸出法：称取 5.0 g 切碎混匀的样品，置于瓷蒸发皿中，先以小火炭化后，再移入高温炉中，于 500～550 ℃灰化，冷却后取出，残渣用热水 50 mL 分数次浸渍溶解，每次浸渍后过滤于 100 mL 容量瓶中，冷至室温，加水至刻度，混匀备用。

B. 测定。pH6.5～10.5 的试液：移取 50 mL 试液于 250 mL 锥形瓶中，加入

50 mL 水和 1 mL 铬酸钾溶液(5%)。滴加 1～2 滴硝酸银标准滴定溶液，此时，滴定液应变为棕红色，如不出现这一现象，应补加 1 mL 铬酸钾溶液(10%)，再边摇动边滴加硝酸银标准滴定溶液，颜色由黄色变成橙黄色(保持 1 min 不褪色)。记录消耗硝酸银标准滴定溶液的体积。同时做试剂空白试验，记录消耗硝酸银标准滴定溶液的体积。

⑤结果计算。样品中食盐的含量按下式计算：

$$X=\frac{(V_1-V_2)\times c\times V\times 0.0355}{m\times V_0}\times 100$$

式中，X—试样中食盐的含量(以氯计)，%；V_1—试样滴定消耗硝酸银标准溶液的体积，mL；V_2—试剂空白滴定消耗硝酸银标准滴定溶液的体积，mL；V_0—用于滴定的试样体积，mL；V—试样定容体积，mL。c—硝酸银标准滴定溶液浓度，mol/L；m—试样质量，g；0.035 5—与 1.00 mL 硝酸银标准滴定溶液[$c(AgNO_3)$=1.000 mol/L]相当的氯的质量，g。

⑥判定标准。食盐含量不超过 10%。

(3)酸价的测定。

①测定原理和方法。参见实验九食用油脂的检测。

②判定标准。灌肠制品、腊肉、咸肉(以脂肪计)(KOH)(mg/g)≤4.0；非熏肉、烟熏板鸭≤1.6。

(4)过氧化值测定

①测定原理和方法。参见实验九食用油脂的检测 GB 5009.227—2023《食品安全国家标准　食品中过氧化值的测定》。

②判定标准。按 GB 2730—2015《食品安全国家标准　腌腊肉制品》要求，过氧化值(以脂肪计)(g/100 g)：火腿、腊肉、咸肉、香(腊)肠≤0.5；腌腊禽制品≤1.5。

(5)三甲胺的测定　肉制品中三甲胺的测定，可采用顶空气相色谱-质谱联用法 GB 5009.179—2016《食品安全国家标准　食品中三甲胺的测定》第一法。

①原理。试样经 5%三氯乙酸溶液提取，提取液置于密封的顶空瓶中，在碱液作用下三甲胺盐酸盐转化为三甲胺，在 40 ℃经过 40 min 的平衡，三甲胺在气液两相中达到动态的平衡，吸取顶空瓶内气体注入气相色谱-质谱联用仪进行检测，以保留时间(RT)、辅助定性离子(m/z 59 和 m/z 42)和定量离子(m/z 58)进行定性，以外标法进行定量。

②试剂和材料。除非另有说明，本方法所用试剂均为分析纯，水为 GB/T 6682—2008《分析实验室用水规格和试验方法》规定的一级水。

a. 氢氧化钠(NaOH)。

b. 三氯乙酸($C_2HCl_3O_2$)。

c. 50%氢氧化钠溶液：称取 100.0 g 氢氧化钠，溶于 20～30 ℃的 100 mL 水中。

d. 5%三氯乙酸溶液：称取 25.0 g 三氯乙酸溶于水中，并定容至 500 mL。

e. 标准品三甲胺盐酸盐(CAS：593-81-7)，分子式：$(CH_3)_3NHCl$，纯度≥98%，置于干燥器中，在 4 ℃条件下保存。

f. 三甲胺标准储备液：称取三甲胺盐酸盐标准品 0.016 2 g，用 5%三氯乙酸溶液溶解并定容至 100 mL，等同浓度为 100 μg/mL 的三甲胺标准储备液，在 4 ℃条件下保存。

g. 三甲胺标准使用溶液：吸取一定体积的三甲胺标准储备液，用 5%三氯乙酸溶液逐级稀释成浓度分别为 1.0 μg/mL、2.0 μg/mL、5.0 μg/mL、10.0 μg/mL、20.0 μg/mL、40.0 μg/mL 的三甲胺标准使用溶液。

③仪器和设备。

a. 气相色谱-质谱联用仪，配有分流/不分流进样口和电子轰击离子源(EI 源)。

b. 天平：感量分别为 0.1 mg 和 1 mg。

c. 恒温水浴锅：控温精度±2 ℃。

d. 顶空瓶：容积 20 mL，配有聚四氟乙烯硅橡胶垫和密封帽，使用前在 120 ℃烘烤 2 h。

e. 微量注射器(1 mL)、医用塑料注射器(5 mL)。

f. 均质机、铰肉机、低速离心机。

④操作方法。

A. 试样制备。

a. 试样预处理与保存。对于畜禽肉类及其肉制品，需要去除脂肪和皮，对于鱼和虾等动物水产及其制品，需要去鳞或去皮，所有样品取肌肉部分约 100 g，用铰肉机绞碎或用刀切细，混匀。制备好的试样若不立即测定，应密封在聚乙烯塑料袋中并于－18 ℃冷冻保存，测定前于室温下放置解冻即可。

b. 试样提取。称取约 10 g(精确至 0.001 g)制备好的样品于 50 mL 的塑料离心管中，加入 20 mL 5% 三氯乙酸溶液，用均质机均质 1 min，以 4 000 r/min 离心 5 min，在玻璃漏斗上加少许脱脂棉，将上清液滤入 50 mL 容量瓶，残留物再分别用 15 mL 和 10 mL 5%三氯乙酸溶液重复上述提取过程两次，合并滤液并用 5%三氯乙酸溶液定容至 50 mL。

c. 提取液顶空处理。准确吸取提取液 2 mL 于 20 mL 顶空瓶中，压盖密封，用医用塑料注射器准确注入 5 mL 50%氢氧化钠溶液，备用。

d. 标准溶液顶空处理。分别取三甲胺系列标准使用溶液 2 mL 于 20 mL 顶空瓶中，压盖密封，用医用塑料注射器分别准确注入 5 mL 50%氢氧化钠溶液，备用。

B. 仪器参考条件。

a. 色谱条件。色谱条件如下。

石英毛细管色谱柱：30 m(长)×0.25 mm(内径)×0.25 μm(膜厚)，固定相为聚乙二醇，或其他等效的色谱柱；

载气：高纯氦气；

流量 1.0 mL/min；进样口温度 220 ℃；

分流比：10∶1；

升温程序：40 ℃保持 3 min，以 30 ℃/min 速率升至 220 ℃，保持 1 min。

b. 质谱条件。质谱条件如下。

离子源：电子轰击离子源(EI 源)，温度：220 ℃；

离子化能量：70 eV；

传输线温度：230 ℃；

溶剂延迟：1.5 min；

扫描方式：选择离子扫描(SIM)。

C. 测定。

a. 顶空进样：将制备好的试样在 40 ℃平衡 40 min。在上述色谱质谱条件下，用进样针抽取顶空瓶内液上气体 100 μL，注入 GC-MS 中进行测定。

b. 定性测定：以选择离子方式采集数据，以试样溶液中三甲胺的保留时间(RT)、辅助定性离子(m/z 59 和 m/z 42)、定量离子(m/z 58)以及辅助定性离子与定量离子的峰度比(Q)与标准溶液的进行定性。在试样溶液中，三甲胺的辅助定性离子和定量离子峰度比($Q_{样品}$)与标准溶液中三甲胺的辅助定性离子和定量离子峰度比($Q_{标准}$)的相对偏差控制在±15%以内。

c. 定量测定：采用外标法定量。以标准溶液中三甲胺的峰面积为纵坐标，以标准溶液中三甲胺的浓度为横坐标，绘制校准曲线，用校准曲线计算试样溶液中三甲胺的浓度。

⑤结果计算。试样中的三甲胺的含量按下式计算：

$$X_1 = \frac{c \times V}{m}$$

式中，X_1—试样中三甲胺含量，mg/kg；c—从校准曲线得到的三甲胺浓度 mg/mL；V—试样溶液定容体积，mL；m—试样质量，g。

试样中三甲胺氮的含量按下式计算：

$$X_2 = \frac{X_1 \times 14.01}{59.11}$$

式中，X_2—试样中三甲胺氮的含量，mg/kg；X_1—试样中三甲胺含量，mg/kg；14.01—氮的相对原子质量；59.11—三甲胺的相对分子质量。

计算结果以重复性条件下获得的两次独立测定结果的算术平均值表示，结果保留 3 位有效数字。

⑥判定标准。按 GB 2730—2015《食品安全国家标准　腌腊肉制品》要求，火腿三甲胺氮(mg/100 g)≤2.5。

(二)熟肉制品的检验

1. 感官检验

(1)检查方法　对各种熟肉制品的感官检查，取适量试样于洁净的白色盘(瓷盘或同类容器)中，在自然光下观察色泽和状态。闻其气味，用温开水漱口，品其滋味。

(2)判断标准　按 GB 2726—2016《食品安全国家标准　熟肉制品》要求，熟肉制品应具有产品应有的色泽；具有应有的滋味和气味，无异味，无异嗅；具有产品应有的状态，无正常视力可见外来异物，无焦斑和霉斑。

2. 理化检验

(1)水分含量的测定　可采用直接干燥法和蒸馏法测定。

①直接干燥法 GB 5009.3—2016《食品安全国家标准　食品中水分的测定》第一法。

A. 原理。利用食品中水分的物理性质，在 101.3 kPa(一个大气压)，温度 101～105 ℃下采用挥发方法测定样品中干燥减少的重量，包括吸湿水、部分结晶水和该条件下能挥发的物质，再通过干燥前后的称量数值计算出水分的含量。

B. 器材。恒温干燥箱、电子天平、称量瓶、干燥器。

C. 试剂。

a. 盐酸溶液(6 mol/L)：量取 50 mL 盐酸，加水稀释至 100 mL。

b. 氢氧化钠溶液(6 mol/L)：称取 24 g 氢氧化钠，加水溶解并稀释至 100 mL。

c. 海砂：取用水洗去泥土的海砂、河砂、石英砂或类似物，先用盐酸溶液(6 mol/L)煮沸 0.5 h，用水洗至中性，再用氢氧化钠溶液(6 mol/L)煮沸 0.5 h，用水洗至中性，经 105 ℃干燥备用。

D. 操作方法。取洁净的扁形称量瓶，内加 10 g 海砂(试验过程中可根据需要适当增加海砂的质量)及一根小玻棒，置于 101～105 ℃干燥箱中，瓶干燥 1 h 后取出，置干燥器内冷却 0.5 h 后称重，并重复干燥至恒重。称取 5～10 g 切碎或磨碎的熟肉制品样品厚度约为 5 mm，放入此称量瓶，用小玻棒搅匀放在沸水浴上蒸干，并随时搅拌，擦去瓶底的水滴，置于 101～105 ℃干燥箱中干燥 4 h 后盖好取出，置干燥器内冷却 0.5 h，称重，然后再放入 101～105 ℃干燥箱中干燥 1 h 左右，取出，放入干燥器内冷却 0.5 h 后再称量，并重复以上操作至前后两次质量差不超过 2 mg，即为恒重。

E. 结果计算。样品中水分含量按下式计算：

$$X = \frac{m_1 - m_2}{m_1 - m_3} \times 100$$

式中，X—样品中水分含量，g/100 g；m_1—称量瓶(加海砂、玻棒)和样品的质量，g；m_2—称量瓶(加海砂、玻棒)和干燥后样品的质量，g；m_3—称量瓶(加海砂、玻棒)的质量，g；100—单位换算系数。

水分含量≥1 g/100 g 时，计算结果保留 3 位有效数字；水分含量＜1 g/100 g 时，计算结果保留 2 位有效数字。

②蒸馏法为 GB 5009.3—2016《食品安全国家标准　食品中水分的测定》第三法。

a. 原理。利用食品中水分的物理化学性质，使用水分测定器将食品中的水分与甲苯或二甲苯共同蒸出，根据接收的水的体积计算出试样中水分的含量。本方法适用于含较多其他挥发性物质的熟肉制品，如香辛料等。

b. 器材。天平和水分测定器(图 7-3)。

c. 试剂。甲苯或二甲苯：取甲苯或二甲苯，先以水饱和后，分去水层，进行蒸馏，收集馏出液备用。

d. 操作方法。准确称取适量试样(应使最终蒸出的水在 2～5 mL，但最多取样量不得超过蒸馏瓶的 2/3)，放入 250 mL 蒸馏瓶，加入新蒸馏的甲苯(或二甲苯)75 mL，连接冷凝管与水分接收管，从冷凝管顶端注入甲苯，装满水分接收管。同时做甲苯(或二甲苯)的试剂空白试验。

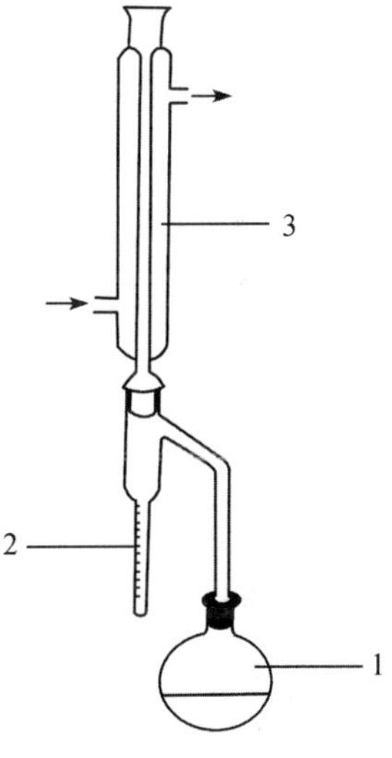

1. 250 mL 蒸馏瓶；2. 水分接收器，有刻度；3. 冷凝管。

图 7-3　水分测定器

加热慢慢蒸馏，使每秒钟的蒸馏液为 2 滴，待大部分水分蒸出后，加速蒸馏约每秒钟 4 滴，当水分全部蒸出后，接收管内的水分体积不再增加时，从冷凝管顶端加入甲苯冲洗。如冷凝管壁附有水滴，可用附有小橡皮头的铜丝擦下，再蒸馏片刻至接收管上部及冷凝管壁无水滴附着，接收管水平面保持 10 min 不变为蒸馏终点，读取接收管水层的容积。

e. 结果计算。样品中水分的含量按下式计算：

$$X=\frac{V-V_0}{m}\times 100$$

式中，X—样品中水分的含量，mL/100 g；V—收集管内水的体积，mL；V_0—做试剂空白试验时，接收管内水的体积，mL；m—样品质量，g；100—单位换算系数。

计算结果以重复条件下获得的两次独立测定结果的算术平均值表示，结果保留 3 位有效数字。

f. 评定标准。肉干、肉松、其他熟肉干制品≤20.0 g/100 g；肉脯、肉糜脯≤16.0 g/100 g；油酥肉松、肉粉松≤4.0 g/100 g。

(2)其他检测指标　参照腌腊制品的检验。

3. 细菌学检验

(1)采样与送检　烧烤肉制品，用灭菌棉拭子揩拭肉品表面 20 cm^2，背面 10 cm^2，四边各 5 cm^2，共 50 cm^2。方法：用板孔 5 cm^2 的金属制规格板压在检样上，将灭菌棉拭子稍蘸湿，在板孔 5 cm^2 的范围内揩抹 10 次，然后换另一个揩抹点，每个规格板揩 1 个点，每支棉拭子揩抹 2 个点(即 10 cm^2)，一个检样用 5 支棉拭子，每支揩后立即剪断，均投入盛有 50 mL 灭菌水的三角瓶或大试管中立即送检。其他熟肉制品(包括酱卤、肴肉)、灌肠、香肚及肉松等，一般可采取 200.0 g，做重量法检验(整根灌肠可根据检验需要，采取一定数量的检样)。

(2)样品处理　熟肉、灌肠类、香肚及肉松，不用消毒表面，直接称取 25.0 g 放入灭菌乳钵内，用灭菌剪刀剪碎后，加灭菌海砂或玻璃砂研磨，磨碎后置入装有 225 mL 灭菌生理盐水的锥形瓶中，混匀后即为 1∶10 稀释液。

烧烤肉制品，用棉拭子采取的检样，经充分振摇后，作为原液，再按要求进行 10 倍递增稀释。

(3)操作方法

①菌落总数的测定。(参见实验一)。

②大肠菌群测定。(参见实验二)。

③致病菌的检验。按 GB 4789.4—2024《食品安全国家标准　食品微生物学检验　沙门氏菌检验》等有关致病菌的检验进行。

(4)卫生指标　熟肉制品微生物指标见表 7-2。

表 7-2　熟肉制品微生物指标　　CFU/g

项目		采样方案及限量				检验方案
		n	c	m	M	
	菌落总数	5	2	10^4	10^5	GB 4789.2
	大肠埃希菌	5	2	10	10^2	GB 4789.3
致病菌	沙门菌	5	0	0	—	GB 4789.4
	单核细胞增生李斯特氏菌	5	0	0	—	GB 4789.30
	金黄色葡萄球菌	5	1	100	1 000	GB 4789.10
	大肠埃希菌 $O_{157}:H_7$	5	0	0	—	GB 4789.36

注:n 表示同一批次产品应采集的样品件数;c 表示最大可允许超出 m 值的样品数;m 表示指标可接受水平的限量值;M 表示最高安全限量值。

三、实 验 报 告

根据感官检验、理化检验和细菌学检验结果,对检验样品的卫生质量进行综合判定,写出实验报告。

实验八　肉类罐头食品的卫生检验

一、实验目的与要求

掌握肉类罐头的常规检验方法，了解肉类罐头的实验室检验方法。掌握肉类罐头卫生评价。

二、器材与试剂

罐头真空测定仪、白瓷盘、玻璃棒、匙、烧杯、量筒（100 mL，500 mL）、漏斗，水浴锅、游标卡尺、天平、温箱等。

三、实验内容与方法

（一）肉类罐头的常规检验

1. 罐头检样的采集

（1）工厂中罐头成品检样的采取

①按生产班次取样。取样数为 1/6 000，尾数超过 2 000 罐者，增取 1 罐，但每个班每个品种取样基数不得少于 3 罐；某些产品生产量较大，则按班产量总罐数 30 000 罐为基数，取样数可为 1/6 000，尾数超过 4 000 罐者，增取 1 罐；个别产品生产量过少，同品种、同规格者可合并班次取样，但并班总罐数不应超过 5 000 罐，每生产班次取样数不少于 1 罐，并班后取样基数不少于 3 罐。

②杀菌锅取样。每锅采取 2 罐，但每批每个品种不得少于 3 罐。对违反操作规程或卫生制度生产的罐头，应适当增加抽样数量。

（2）仓库或商店贮存的成批罐头检样的采取　根据厂别、商标，按品种、来源及制造时间分类进行采样。每一种罐头中，按比例采样，方法是总量 10 箱以内取 2 箱，11～50 箱取 4 箱，51～100 箱取 6 箱，100 箱以上取 8 箱，再从每箱中取 2 罐作为检样。抽样时，若发现某部或某箱有不正常现象，或者发现罐头有变形、膨胀凹陷、罐壁裂缝、生锈和破损等可疑情况时，应根据情况决定抽样数量。

检验室对所抽取的全部检样，只检验其中的一半，其余一半样品暂时保存。如果该批罐头检验不合格，或者发出后经检验不合格，而产生疑问或争议时，可留存部分样品复检。

2. 登记核对检样

(1)编号记录　首先将被检罐头编号，并记录其名称、种类、产地、日期、数量、每罐净重、罐头来源(工厂或仓库)，取样时罐头的包装情况等。

(2)核对送检单　将发货单或送检单的内容与实际所见情况核对，有出入应查明原因。

3. 容器外观检验

(1)商标纸罐盖和硬印的检查　仔细查看样品罐头商标纸及罐盖上硬印是否完整，是否符合规定。商标须与内容物相一致。

(2)罐盒情况检查　检查罐盖和底盖有无膨胀现象，罐头外表是否清洁，检查是否有肉眼可见的透水、透气之处，是否有漏出的汤汁。

观察罐头的接缝处及卷边处的焊锡是否完好均匀，卷边有无皱褶、切角、铁舌、裂隙和流胶的现象；检查罐身及底盖是否有凹瘪、变形、锈斑、锈蚀及其扩展的现象。如有锈蚀须轻轻刮去锈层，仔细观察是否有细小的穿孔，拿通针通刺锈斑、锈蚀、检查罐头是否已被锈透。用游标卡尺检查卷边是否均匀一致，游标卡尺检查罐径和罐高是否符合规定。

玻璃罐头需检查罐身是否透明，有无气泡，铁盖是否有膨胀的现象，封口处是否严密完整，罐头的橡胶圈是否有熔化或龟裂的现象。

(3)敲打实验　以木槌敲打罐头的表面。良质罐头，盖面凹陷，发出清脆实音，不良质罐头，表面膨胀，发音不清脆，有浊音或鼓音。

4. 密闭性检验

(1)检测方法　将商标纸除去后，把罐身洗净控干，放入 85 ℃以上的热水中，水量不少于罐重的 4 倍，水面要高于罐头 2.5～3 cm，在水中放置 5～7 min，仔细观察罐头表面有无成串的小气泡；玻璃瓶罐头在做试验时，为防止罐头发生爆裂，应先将罐头浸在 40 ℃左右的温水中预热，然后再放入 85 ℃的热水中进行试验。

(2)结果判定　密闭性不良的罐头，在漏气的地方会出现一连串的小气泡；若仅有 2～3 个气泡从卷边和接缝部分逸出，这有可能是卷边或接缝内原来含有的空气，而不是漏气。

(3)卫生处理　密封不良的罐头不得食用，作为工业用。

5. 真空度测定

罐头的真空度是指罐内气压和罐外气压的差(即:罐头真空度＝罐外压力－罐内压力)。制造罐头的过程中,排气和密封时的温度越高,则罐头在杀菌、冷却后的真空度也越高,但当罐内食品被细菌分解产生气体或罐内铁皮被腐蚀而产生气体时,则其真空度将显著降低,甚至发生胖听现象。如罐外压力为 760 mmHg,罐内压为 500 mmHg,则该罐头的真空度为 260 mmHg。罐头真空度的测定不仅可反映罐头的好坏,还可以检验加工过程中的排气和密封过程中的操作是否符合操作规程要求。

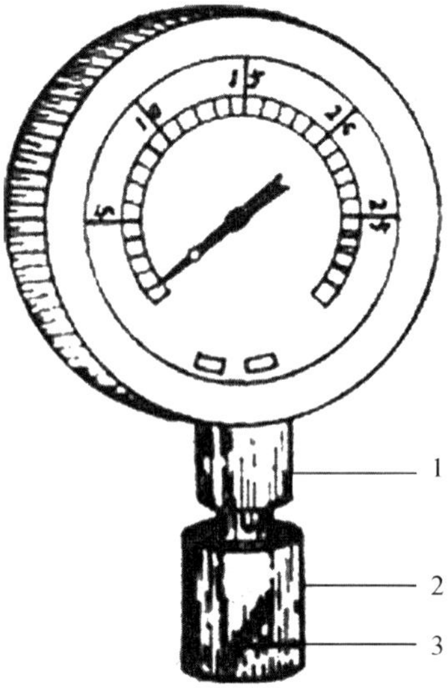

1. 空心管;2. 橡皮基座;3. 空管针。

图 8-1　罐头真空测定器

(1)操作方法　罐头的真空度是用真空测定器(图 8-1)测定的,将测定器基部的橡皮座平面紧贴在罐盖上面,用力下压操作杆,使橡皮座里的空管针穿透罐盖插进罐内,随即观察并记录测定其指针所指的刻度。在读数之前切勿放松向下的压力,以免外界空气窜入罐内,影响测定结果的准确性。

(2)判定结果　一般在室温下检查的真空度应在 220～260 mmHg。对出口罐头和各种型号罐头的真空度依照国家规定进行判定。

6. 罐头胖听的鉴别

(1)原理　将罐头食品放置在最适于微生物繁殖的条件下,经过一定时间后,如果有微生物生长,罐内由于产气压力升高的现象,使罐头出现体积增大、外形改变的现象,即胖听。因此通过观察其是否发生胖听现象可以判定罐头的灭菌效果。

(2)操作方法　将罐头标记上编号和送检日期,放置在 37 ℃温箱中经 5 昼夜。取出后,静置冷却到室温。通过按压、敲打罐头的底和盖,检验有无膨胀的现象,是否有鼓音。

(3)判定　正常罐头无变化,当冷却到室温时膨胀将自行消退。当罐头底、盖同时鼓起,或仅盖(或底)鼓起,用手指强压时不能恢复原状,或虽能恢复原状但压力撤去后又立即鼓起,即判定为胖听现象。罐头胖听发生的原因不同,其卫生评价和处理方法也不同,见表 8-1。

表 8-1　罐头的几种胖听的鉴别和处理

<table>
<tr><th rowspan="2">胖听类别</th><th rowspan="2">胖听原因</th><th colspan="5">鉴别</th><th rowspan="2">处理方法</th></tr>
<tr><th>敲打检验</th><th>按压试验</th><th>膨胀试验</th><th>真空度</th><th>穿孔检查</th></tr>
<tr><td>生物性胖听</td><td>细菌生长</td><td>空虚的鼓音</td><td>不能压下或立即恢复</td><td>37 ℃ 5 d，膨胀更明显</td><td>1～3 个大气压</td><td>逸出气体，有腐败味</td><td>工业用</td></tr>
<tr><td>化学性胖听</td><td>酸性物质与金属作用产生 H_2</td><td>空虚的鼓音</td><td>不能压下或立即恢复</td><td>37 ℃ 5 d 无变化</td><td>1～3 个大气压</td><td>逸出气体，有金属味，无腐败味</td><td>工业用或销毁</td></tr>
<tr><td rowspan="3">物理性胖听</td><td rowspan="2">低温装罐过多或内容物冻结</td><td>内容物充实，实音</td><td>形成不能恢复的凹陷</td><td>37 ℃ 5 d 无变化</td><td>不到 1 个大气压</td><td>无气体逸出</td><td rowspan="2">内容物无变化，加热 30 min 以上允许食用</td></tr>
<tr><td>内容物充实，实音</td><td>形成不能恢复的凹陷</td><td>37 ℃ 5 d 无变化</td><td>不到 1 个大气压</td><td>无气体逸出</td></tr>
<tr><td>高气压区制造低气压区出售</td><td>空虚的鼓音</td><td>可被压下，恢复较快</td><td>37 ℃ 5 d 无变化</td><td>不到 1 个大气压</td><td>无气体逸出，无异味</td><td>确证无其他原因者准予食用</td></tr>
</table>

7. 开罐检查

(1)测总重量　擦净罐头外壁，称取每个罐头的总重量(即罐盒和内容物的总重量)。

(2)内容物的感官检验

①组织和形态的检验。将罐头放入 80～90 ℃的热水中，加热到汤汁溶化，然后用开罐刀打开罐盖，把内容物轻轻倒入白搪瓷盘中，观察其形态、结构，并用玻璃棒轻轻拨动，检查其组织是否完整、块形大小和数量是否符合规定。

观察有无毛根、碎骨、血管、血块、淋巴结、草、木、砂及其他杂质存在。

鱼类罐头和肉类罐头在放入白搪瓷盘前需先检验其排列情况。鱼类罐头检查脊骨有无外露现象(指段装鱼类罐头，其脊椎突出于鱼肉断面)，骨肉是否连接，鱼皮是否够附着在鱼体上，有无粘罐现象。

②色泽鉴定。在进行组织和形态鉴定的同时，观察内容物中固形物的色泽，判断其是否符合其标准要求。

将汤汁倒入 500 mL 的量筒中，静置 3 min 后，观察汤汁的色泽、澄清程度。记录汤汁中油的含量，计算肉油比例，符合规定的为合格。

③滋味、气味的测定。取少量固形物和汤汁进行气味和滋味的测定，具有其固有风味的为合格。

肉禽类及水产类罐头需检验其是否具有烹调(番茄汁、五香、红烧、油炸等)和辅助材料应有的滋味，有无哈喇味和异臭，肉质软硬度是否适当。

检验人员须有正常的味觉和嗅觉，工作人员在工作前 4 h 不得接触有刺激性的食物如烟、酒等，整个鉴定过程应在 2 h 内完成。

(3)容器内壁检查　将空罐用温水洗净，轻轻擦干后，观察罐身及底盖内部的镀锡层是否完整，是否有脱落和露铁情况；涂料保护层有无脱落；有无铁锈或硫化铁斑点；罐内有无锡粒和内流胶的现象。

(4)含量测定

①罐头净含量。擦净罐头外壁，称取罐头总质量，倒出罐内容物，将空罐清洗干净后称取空罐质量。罐头内容物净重按下式计算：

$$m = m_1 - m_2$$

式中，m—内容物净重，g；m_1—罐头总质量，g；m_2—空罐质量，g；

②固形物含量。将固体物和汤汁用金属丝筛滤出，称取肉的质量，用量筒收集汤汁，静置 5 min，使油与汤汁分层，量取油层体积(mL)，再乘以油的密度 0.9，即得油层质量。固形物质量＝肉质量＋油质量。按下式计算固形物的质量分数，其数值以%表示：

$$X = \frac{m_3 + m_4}{m} \times 100$$

式中，X—固形物的质量分数，%；m_3—肉质量，g；m_4—油脂质量，g；m—内容物净重，g。

(二)理化检验

肉类罐头种类较多，所需原料和加工工艺差别很大，所以理化检验项目不尽相同，一般包括组胺(用于鲐鱼、鲹鱼、沙丁鱼罐头)、氯化钠含量、重金属含量、多氯联苯含量、烧烤类苯并(a)芘含量等检测项目。

1. 组胺的测定

按 GB 5009.208—2016《食品安全国家标准　食品中生物胺的测定》检测方法进行操作，参见实验十三鲜鱼的卫生检验组胺的检验。

2. 肉类罐头食品中有害化学物质的检测

肉类罐头食品中有害化学物质含量的检测，参见实验五食品中有害化学物质的检验等。

3. 理化指标及污染物限量标准

GB 7098—2015《食品安全国家标准　罐头食品》和 GB 2762—2022《食品安全国家标准　食品中污染物限量》对罐头食品中各项技术要求指标进行了明确规定。

表 8-2　肉类罐头理化指标及污染物限量标准

项目	指标	项目	指标
总砷/(As,mg/kg)	≤0.5	镉(Cd,mg/kg)	≤0.1
铅(以 Pb 计,mg/kg)	≤0.3	多氯联苯(mg/kg)	≤0.5
锡(以 Sn 计,mg/kg)		铬(以 Cr 计,mg/kg)	≤1.0
镀锡容器罐头	≤250	组胺(mg/100 g)	≤100
总汞(以 Hg 计,mg/kg)	≤0.05		

注:苯并(a)芘仅使用于烧烤和烟熏肉罐头;组胺仅使用于鲐鱼、鲹鱼、沙丁鱼罐头;多氯联苯仅使用于水产品罐头,以 PCB28、PCB52、PCB101、PCB118、PCB138、PCB153 和 PCB180 总和计。

(三)微生物学检验

1. 检验项目及方法

商业无菌的检验:应按要求进行罐头食品商业无菌检验,检验程序按照 GB 4789.26—2023《食品安全国家标准　食品微生物学检验　商业无菌检验》,见图 8-2。

(1)设备和材料　除微生物实验室常规灭菌及培养设备外,其他设备和材料如下:

①冰箱:2～5 ℃;

②恒温培养箱:(30±1)℃;(36±1)℃;(55±1)℃;

③恒温水浴箱:(55±1)℃;

④均质器及无菌均质袋、均质杯或乳钵;

⑤电位 pH 计(精确度为 pH0.01);

⑥显微镜:10～100 倍;

⑦开罐器和罐头打孔器;

⑧电子秤或台式天平;

⑨超净工作台或百级洁净实验室。

(2)培养基及试剂

①无菌生理盐水;

②结晶紫染色液;

③二甲苯;

④含4%碘的乙醇溶液(4 g碘溶于100 mL的70%乙醇溶液)。

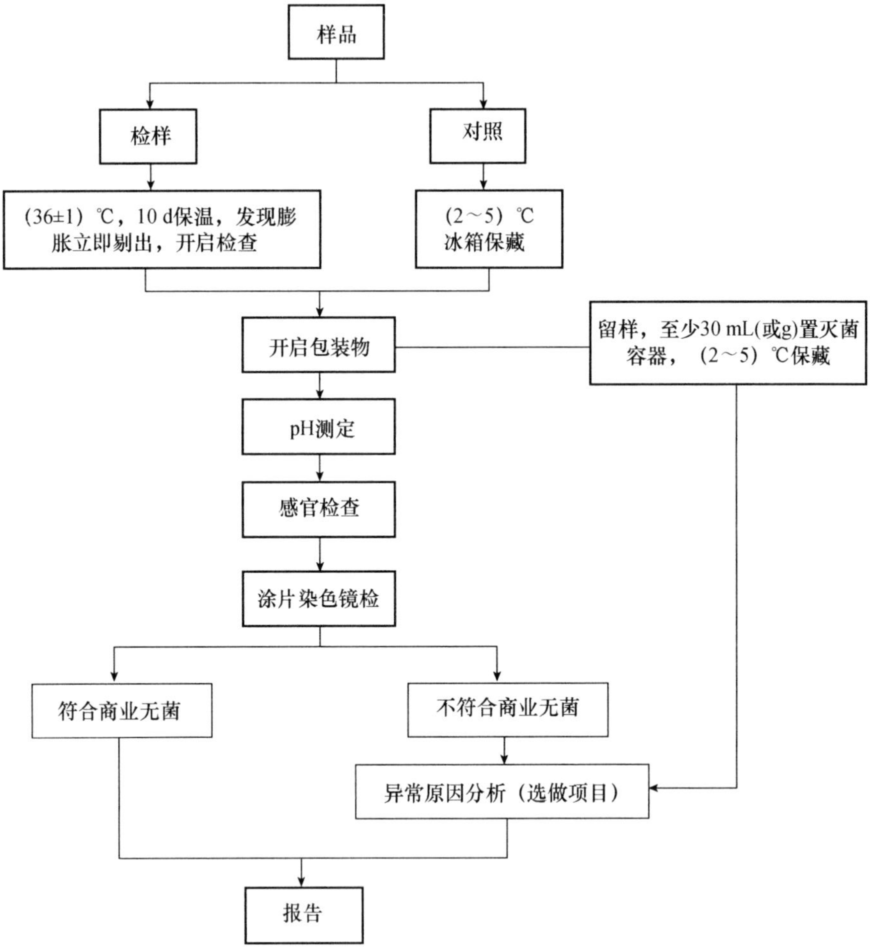

图8-2 商业无菌检验程序

(3)操作步骤

①样品准备。去除表面标签,在包装容器表面用防水的油性记号笔做好标记,并记录容器、编号、产品性状、泄漏情况、是否有小孔或锈蚀、压痕、膨胀及其他异常情况。

②称重。1 kg及以下的包装物精确到1.0 g,1 kg以上的包装物精确到2.0 g,10 kg以上的包装物精确到10.0 g,并记录。

③保温。每个批次取1个样品置2～5 ℃冰箱保存作为对照,将其余样品在

(36±1)℃下保温 10 d。保温过程中应每天检查，如有膨胀或泄漏现象，应立即剔出，开启检查。

保温结束时，再次称重并记录，比较保温前后样品重量有无变化。如有变轻，表明样品发生泄漏。将所有包装物置于室温直至开启检查。

④开启。如有膨胀的样品，则将样品先置于 2～5 ℃冰箱内冷藏数小时后开启。如有膨用冷水和洗涤剂清洗待检样品的光滑面。水冲洗后用无菌毛巾擦干。以含 4%碘的乙醇溶液浸泡消毒光滑面 15 min 后用无菌毛巾擦干，在密闭罩内点燃至表面残余的碘乙醇溶液全部燃烧完。膨胀样品以及采用易燃包装材料包装的样品不能灼烧，以含 4%碘的乙醇溶液浸泡消毒光滑面 30 min 后用无菌毛巾擦干。在超净工作台或百级洁净实验室中开启。带汤汁的样品开启前应适当振摇。使用无菌开罐器在消毒后的罐头光滑面开启一个适当大小的口，开罐时不得伤及卷边结构，每一个罐头单独使用一个开罐器，不得交叉使用。如样品为软包装，可以使用灭菌剪刀开启，不得损坏接口处。立即在开口上方嗅闻气味，并记录。

注：严重膨胀的样品可能会发生爆炸，喷出有毒物。可以采取在膨胀样品上盖一条灭菌毛巾或者用一个无菌漏斗倒扣在样品上等预防措施来防止这类危险的发生。

⑤留样。开启后，用灭菌吸管或其他适当工具以无菌操作取出内容物至少 30 mL(g)至灭菌容器内，保存在温度为 2～5 ℃的冰箱中，在需要时可用于进一步试验，待该批样品得出检验结论后可弃去。开启后的样品可进行适当的保存，以备日后容器检查时使用。

⑥感官检查。在光线充足、空气清洁无异味的检验室中，将样品内容物倾入白色搪瓷盘内，对产品的组织、形态、色泽和气味等进行观察和嗅闻，按压食品检查产品性状，鉴别食品有无腐败变质的迹象，同时观察包装容器内部和外部的情况，并记录。

⑦pH 测定。

a. 样品处理：液态制品混匀备用，有固相和液相的制品则取混匀的液相部分备用。对于稠厚或半稠厚制品以及难以从中分出汁液的制品，取一部分样品在均质器或研钵中研磨，如果研磨后的样品仍太稠厚，加入等量的无菌蒸馏水，混匀备用。

b. 测定：pH 测定按 GB 5009.237—2016《食品安全国家标准　食品 pH 值的测定》进行操作，参见实验六肉品新鲜度的综合检验 pH 测定。

c. 分析结果：与同批次中冷藏保存对照样品相比，比较是否有显著差异。pH 相差 0.5 及以上判为显著差异。

⑧涂片染色镜检。

a. 涂片:取样品内容物进行涂片。带汤汁的样品可用接种环挑取汤汁涂于载玻片上,固态食品可直接涂片或用少量灭菌生理盐水稀释后涂片,待干后用火焰固定。油脂性食品涂片自然干燥并火焰固定后,用二甲苯流洗,自然干燥。

b. 染色镜检:涂片用结晶紫染色液进行单染色,干燥后镜检,至少观察5个视野,记录菌体的形态特征以及每个视野的菌数。与同批冷藏保存对照样品相比,判断是否有明显的微生物增殖现象。菌数有百倍或百倍以上的增长则判为明显增殖。

(4)结果判定　样品经保温试验未出现泄漏:保温后开启,经感官检验、pH测定、涂片镜检,确证无微生物增殖现象,则可报告该样品为商业无菌。

样品经保温试验出现泄漏:保温后开启,经感官检验、pH测定、涂片镜检,确证有微生物增殖现象,则可报告该样品为非商业无菌。

若需核查样品出现膨胀、pH或感官异常、微生物增殖等原因,可取样品内容物的留样按照GB 4789.26—2023《食品安全国家标准　食品微生物学检验　商业无菌检验》附录B进行接种培养并报告。

2. 微生物指标

应符合罐头食品商业无菌要求。

四、实验报告

根据实验结果,对所检罐头样品的卫生质量做出评价,写出实验报告。

实验九　食用动物油脂的卫生检验

一、实验目的与要求

了解食用动物油脂卫生安全的重要性，掌握食用动物油脂感官评定标准及理化检验原理和操作方法。

二、实验内容与方法

（一）感官检查

1. 样品的采取

每批产品按罐装顺序的初、中、末桶进行抽样，对样桶采取等量的上、中、下各层油脂，混合备检。

2. 色泽与透明度

将样品混匀并过滤，然后倒入烧杯中，油层高度不得小于 5 mm，在室温下先进行自然光线下观察，然后再置于白色背景前借其反射光线观察，并按下列词句记述：

白色、灰白色、柠檬色、淡黄色、黄色、橙色、棕黄色、棕色、棕红色、棕褐色等。

3. 气味及滋味

将样品倒入 150 mL 烧杯，置于水浴上，加热至 50 ℃，以玻璃棒迅速搅拌。嗅其气味，并蘸取少许样品，辨尝其滋味，然后按正常、焦煳、酸败、苦辣等词句记述。

4. 评定标准

油脂的感官评定标准见表 9-1。

良质猪油凝固时应呈白色或微带黄色，组织细腻、呈软膏状。猪油溶化时应呈微黄色澄清、透明。无其他酸败味及异味。猪油应有猪油固有的香味和滋味。

表 9-1　油脂的感官要求

项目	要求	检验方法
色泽	具有相应产品应有的色泽	取适量试样置于白瓷盘中，在自然光下观察色泽和状态。将试样置于 50 mL 烧杯中，水浴加热至 50 ℃，用玻璃棒迅速搅拌，嗅其气味，品其滋味
滋味、气味	具有产品应有的气味和滋味，无酸败及其他异味	
状态	具有产品应有的形态，质地均匀，无正常视力可见的外来异物	

(二)理化检验

1. 酸价测定

按 GB 5009.229—2016《食品安全国家标准　食品中酸价的测定》测定酸价。

酸价是指中和 1 g 脂肪中所含的游离脂肪酸所需氢氧化钾的毫克数，称为酸价。

(1)原理　用有机溶剂将油脂试样溶解成样品溶液，再用氢氧化钾标准滴定溶液中和滴定样品溶液中的游离脂肪酸，以指示剂相应的颜色变化来判定滴定终点，最后通过滴定终点消耗的标准滴定溶液的体积计算油脂试样的酸价。

(2)器材　碱式微量滴定管，100 mL 具塞锥形瓶，烧杯，恒温水浴锅，恒温干燥箱，离心机。

(3)试剂

①酚酞酒精指示液：取 1.0 g 酚酞溶于 100 mL 的 95%酒精中，贮存于棕色试剂瓶中保存。

②乙醚-异丙醇混合液(50+50)：500 mL 的乙醚与 500 mL 的异丙醇充分互溶混合，用时现配。

③0.1 mol/L 氢氧化钾标准溶液：称取 5.6 g 氢氧化钾，加入新煮沸过的冷蒸馏水溶解，并稀释至 1 000 mL，混匀，标定。

④百里香酚酞指示剂：称取 2 g 的百里香酚酞，加入 100 mL 的 95%乙醇并搅拌至完全溶解。

⑤碱性蓝 6B 指示剂：称取 2 g 的碱性蓝 6B，加入 100 mL 的 95%乙醇并搅拌至完全溶解。

(4)操作方法

①样品的准备。样品应为液态、澄清、无沉淀并充分混匀后直接取样。如果样品不澄清、有沉淀，则应将油脂置于 50 ℃的水浴或恒温干燥箱内，将油脂的温度加

热至 50 ℃并充分振摇以熔化，用滤纸过滤不溶性的杂质，或将油脂样品用离心机以 8 000～10 000 r/min 的转速离心 10～20 min，沉淀杂质。若油脂中含有水分，应进行干燥脱水。

固态油脂样品，置于比其熔点高 10 ℃左右的水浴或恒温干燥箱内，加热完全熔化固态油脂试样，若熔化后的油脂试样完全澄清，则可混匀后直接取样。若熔化后的油脂样品浑浊或有沉淀，则应按相关要求再进行除杂和脱水处理。

②试样称量。根据制备试样的颜色和估计的酸价，按照表 9-2 规定称量试样。

表 9-2　称量试样

估计酸价 /(mg/g)	试样的最小称量 /g	使用滴定液的浓度 /(mol/L)	试样称重的精确度 /g
0～1	20	0.1	0.05
1～4	10	0.1	0.02
4～15	2.5	0.1	0.01
15～75	0.5～3.0	0.1 或 0.5	0.001
＞75	0.2～1.0	0.5	0.001

注：试样称样量和滴定液浓度应使滴定液用量在 0.2～10 mL(扣除空白后)。若检测后，发现样品的实际称样量与该样品酸价所对应的应有称样量不符，应按照表 9-2 要求，调整称样量后重新检测。

③试样测定。取一个干净的 250 mL 的锥形瓶，按照表 9-2 的要求用天平称取制备的油脂试样。加入乙醚-异丙醇混合液 50～100 mL 和 3～4 滴的酚酞指示剂，充分振摇溶解试样。用标准溶液对试样溶液进行滴定，当试样溶液出现微红色，且 15 s 内无明显褪色时，为滴定的终点。立刻停止滴定，记录下此滴定所消耗的标准滴定溶液的毫升数。同时，以不加样品的等体积的醇醚混合液为空白对照，记录空白对照滴定所消耗的标准滴定溶液的毫升数。

深色泽的油脂样品可用百里香酚酞指示剂或碱性蓝 6B 指示剂取代酚酞指示剂。滴定时，当颜色变为蓝色时为百里香酚酞的滴定终点，碱性蓝 6B 指示剂的滴定终点为由蓝色变红色。

(5)结果计算　按下式计算样品酸价：

$$X = \frac{(V - V_0) \times c \times 56.1}{m}$$

式中，X—样品酸价，mg/g；m—样品质量，g；V—试样测定所消耗的标准滴定溶液的体积，mL；V_0—空白对照试样测定所消耗的标准滴定溶液的体积，mL；c—氢氧化钾标准溶液的摩尔浓度,mol/L;56.1—氢氧化钾的摩尔质量,g/mol。

(6)评定标准。按 GB 10146—2015《食品安全国家标准　食用动物油脂》规定,食用动物油脂酸价≤2.5 mg/g。

2. 过氧化值测定

按 GB 5009.227—2023《食品安全国家标准　食品中过氧化值的测定》测定过氧化值。

(1)原理　制备的油脂试样在三氯甲烷-冰乙酸溶液中溶解,其中的过氧化物与碘化钾反应生成碘,用硫代硫酸钠标准溶液滴定析出的碘。用过氧化物相当于碘的质量分数或 1 kg 样品中活性氧的毫摩尔数表示过氧化值的量。

(2)器材　碘瓶、滴定管、电热恒温干燥箱等。

(3)试剂

①碘化钾饱和溶液:称取 16.0 g 碘化钾,加入 10 mL 经煮沸冷却的水,摇匀后贮于棕色瓶中,存放于避光处备用。要确保溶液中有饱和碘化钾结晶存在,若超过(4)②样品测定中空白体积要求时应重新配制。

②三氯甲烷-冰乙酸混合液(40+60):量取 40 mL 三氯甲烷,加 60 mL 冰乙酸,混匀。

③硫代硫酸钠标准滴定溶液(0.1 mol/L):称取 26.0 g 硫代硫酸钠($Na_2S_2O_3 \cdot 5H_2O$),加 0.2 g 无水碳酸钠,溶于 1 000 mL 水中,缓缓煮沸 10 min,冷却。放置两周后过滤、标定。

0.01 mol/L 或 0.002 mol/L 硫代硫酸钠标准溶液为应用液,用 0.1 mol/L 硫代硫酸钠标准溶液以新煮沸冷却的水稀释而成。临用前配制。

④淀粉指示剂(10 g/L):称取可溶性淀粉 0.5 g,加约 5 mL 水,调成糊状,在搅拌下将 45 mL 沸水加入糊状物中调匀,煮沸,冷却备用,临用时现配。

(4)操作步骤

①样品制备。对液态样品,振摇装有试样的密闭容器,充分均匀后直接取样;对固态样品,选取有代表性的试样置于密闭容器中混匀,缓慢加温到刚好可以熔化,振摇混匀,趁试样为液态时立即取样测定。制备的待测试样应澄清。样品制备过程应避免强光,并尽可能避免带入空气。

②样品测定。称取 2～3 g 混匀的样品,置于 250 mL 碘瓶中,加 30 mL 三氯甲烷-冰乙酸混合液,轻轻振摇使样品完全溶解。准确加入 1 mL 饱和碘化钾溶液,紧密塞好瓶盖,并轻轻振摇 0.5 min,然后在暗处放置 3 min。取出加 100 mL 水,摇匀,立即用硫代硫酸钠标准滴定溶液(过氧化值估计值在 0.15 g/100 g 及以下时,用 0.002 mol/L 标准溶液;过氧化值估计值大于 0.15 g/100 g 时,用 0.01 mol/L

标准溶液)滴定析出的碘滴定,至淡黄色时,加 1 mL 淀粉指示液,继续滴定至蓝色消失为终点。同时取相同量三氯甲烷-冰乙酸溶液、碘化钾溶液、水,按同一方法,进行空白试验。空白试验所消耗 0.01 mol/L 硫代硫酸钠溶液体积 V_0,不得超过 0.1 mL。

(5)结果计算　按下式计算样品的过氧化值:

$$X=\frac{(V-V_0)\times c\times 0.1269}{m}\times 100$$

式中,X—样品的过氧化值,g/100 g;m—样品质量,g;V—样品消耗硫代硫酸钠标准滴定溶液体积,mL;V_0—试剂空白消耗硫代硫酸钠标准滴定溶液的体积质量,mL;c—硫代硫酸钠标准滴定溶液的浓度,mol/L;0.126 9—与 1.00 mL 硫代硫酸钠标准滴定溶液[$c(Na_2S_2O_3)=1.000$ mol/L]相当的碘的质量。

(6)评定标准　良质食用油脂过氧化值(g/100 g)≤0.20。

3. 丙二醛的测定——分光光度法

按 GB 5009.181—2016《食品安全国家标准　食品中丙二醛的测定》测定丙二醛。

(1)原理　丙二醛经三氯乙酸溶液提取后,与硫代巴比妥酸(TBA)作用生成粉红色化合物,测定其在 532 nm 波长处的吸光度,与标准系列比较定量。

(2)器材　恒温水浴锅;离心机(2 000 r/min);分光光度计;100 mL 具塞三角瓶;25 mL 纳氏比色管;100 mm×13 mm 试管;定性滤纸恒温振荡器。

(3)试剂

①硫代巴比妥酸(TBA)水溶液:准确称取 0.288 g(精确至 0.001 g)硫代巴比妥酸溶于水中,并稀释至 100 mL(如不易溶解,可加热超声至全部溶解,冷却后定容至 100 mL),相当于 0.02 mol/L。

②三氯乙酸混合液:准确称取 37.50 g(精确至 0.01 g)三氯乙酸及 0.50 g(精确至 0.01 g)乙二胺四乙酸二钠,用水溶解,稀释至 500 mL。

③氯仿(分析纯)。

④丙二醛标准储备液(100 μg/mL):准确称取 0.315 g(精确至 0.001 g)1,1,3,3-四乙氧基丙烷至 1 000 mL 容量瓶中,用水溶解后稀释至 1 000 mL,置于冰箱 4 ℃储存。有效期 3 个月。

⑤丙二醛标准使用液(1.00 μg/mL):准确移取丙二醛标准储备液 1 mL,用三氯乙酸混合液稀释至 100 mL,置于冰箱 4 ℃储存。有效期 2 周。

⑥丙二醛标准系列溶液:准确移取丙二醛标准使用液 0.1 mL、0.5 mL、1.0 mL、1.5 mL、2.5 mL 于 10 mL 容量瓶中,加三氯乙酸混合液定容至刻度,该

标准系列溶液浓度为 0.01 μg/mL、0.05 μg/mL、0.10 μg/mL、0.15 μg/mL、0.25 μg/mL，现配现用。

(4)操作步骤

①样品制备。称取样品 5.00 g(精确到 0.01 g)置入 100 mL 具塞锥形瓶中，准确加入 50 mL 三氯乙酸混合液，摇匀，加塞密封，置于恒温振荡器上 50 ℃振摇 30 min，取出，冷却至室温，用双层定量慢速滤纸过滤，弃去初滤液，续滤液备用。

准确移取上述滤液各 5 mL 分别置于 25 mL 具塞比色管内，另取 5 mL 三氯乙酸混合液作为样品空白，分别加入 5 mL 硫代巴比妥酸(TBA)水溶液，加塞，混匀，置于 90 ℃水浴内反应 30 min，取出，定容，冷却至室温。

②标准曲线制备。准确移取上述标准系列溶液各 5 mL 分别置于 25 mL 具塞比色管内，另取 5 mL 三氯乙酸混合液作为样品空白，分别加入 5 mL 硫代巴比妥酸(TBA)水溶液，加塞，混匀，置于 90 ℃水浴内反应 30 min，取出，定容，冷却至室温。

③测定。以样品空白为调节零点，于 532 nm 处 1 cm 光径测定样品溶液和标准系列溶液的吸光度值，以标准系列溶液的质量浓度为横坐标，吸光度值为纵坐标，绘制标准曲线。

(5)结果计算　按下式计算样品丙二醛含量：

$$X=\frac{c\times V\times 1\ 000}{m\times 1\ 000}$$

式中，X—试样中丙二醛含量，mg/kg；c—从标准曲线中得到的试样溶液中丙二醛的浓度，μg/mL；V—试样溶液定容体积，mL；m—最终试样溶液所代表的试样质量，g；1 000—换算系数。

计算结果以重复性条件下获得的两次独立测定结果的算术平均值表示，结果保留 2 位有效数字。

(6)评定标准　良质食用油脂丙二醛(mg/100 g)≤0.25。

三、实验报告

根据感官检验和理化检验结果，对所检油脂样品卫生质量做出判定，写出实验报告。

实验十　病、死畜禽肉的鉴定

一、实验目的与要求

了解和掌握病、死畜禽肉的检验方法的原理和操作方法。掌握病、死畜禽肉的卫生评定。

二、实验内容与方法

(一)感官检查

1. 宰杀刀口状态

注意观察宰杀刀口切面的状态及其周围组织的血液浸润程度。

(1)健康畜禽肉　宰杀刀口外翻,切面粗糙不平,其周围组织血液浸润区很大,深达0.5～1 cm。

(2)急宰畜禽肉　宰杀刀口不外翻,切面比较平滑,其周围组织有血液浸润现象。

(3)病死畜禽肉　宰杀刀口不外翻,切面平滑,血液浸润的程度与胴体的其他部位一样。

2. 放血程度

以肌肉和脂肪组织的色泽、大小血管充血程度和肌肉新鲜切面状态为判定依据,如带有内脏,还要观察其色泽和肠系膜血管的充盈状况。在自然光线下进行观察,必要时可做滤纸条浸润试验,观察滤纸条被浸润程度(此方法不适用于冻肉和解冻肉)。

(1)健康畜禽肉　放血良好。肉呈红色或深红色,脂肪呈白色或略带黄色,肌肉和血管紧缩,其断面无小血珠流出;胸膜下的小血管不显露;滤纸条插入部分轻微浸润。

(2)急宰畜禽肉　放血不良。肉呈暗红色或黑红色,脂肪染成淡红色;肌肉断面上可见暗红色血液浸润区,并流出血珠,胸腹膜下小血管显露,仅在小血管内见到血凝块(败血症或某些中毒病,则血液凝固不良);剥皮胴体的表面常有血珠渗出;滤纸条试验则滤纸条被浸湿,并超出插入部分 2～3 mm。

(3)病死畜禽肉　放血极不良。肉呈黑红色并带蓝紫色,脂肪呈红色;血管中充满血液,胸腹膜下血管努张呈紫红色,肌肉切面上有多处黑红色区域并流出血滴,滤纸条试验则滤纸条被血液强度浸润且超出插入部分 5 mm 以上。

3. 血液坠积的情况

血液坠积是畜禽死后血液状态因重力坠积于器官低下部以及血液再分配的现象。着重观察躺卧触地一侧的胴体、皮下组织、胸腹膜、肺脏、肾脏、肠以及其他器官有无血液坠积现象。

急宰或死后冷宰的畜禽尸体触地一侧皮下组织、胸腹膜和成对器官(卧侧),呈现发绀-深红色树枝状坠积性瘀血。

4. 病理变化

观察胴体皮肤、皮下脂肪、肌肉组织、胸腹膜、脏器及相关淋巴结等处有无异常变化,并根据其大小、形态、色泽判断其病变性质。

病、死畜禽体表、皮下组织、胸腹膜、肌肉组织和脏器上大多会呈现不同程度的病理变化。有些疾病常于上述部位具有特征性病变。病、死禽类胴体的感官特征如下。

①皮肤呈不同程度的紫红色、暗黑色和铁青色,翼下或腹下小血管瘀血,胴体触地一侧或腹下有大片的血液坠积。

②冠和肉髯呈紫红色或青紫色,有的全部呈紫黑色,且以边缘部较严重。

③眼部污秽不洁,眼球下陷。

5. 淋巴结变化

着重观察具有剖检意义的淋巴结的大小、色泽及切面有无异常,并注意波及范围(局部性或全身性)。

①健康屠畜胴体和脏器的淋巴结呈灰白色或灰黄色,无异常。

②濒死期急宰或死后冷宰屠畜的胴体和脏器,其淋巴结通常肿大,切面呈紫红色或其他变化(呈现与各种疾病特别是传染病性质相应的病理变化)。

(二)放血程度测定

1. 滤纸浸润法

(1)操作方法　取干滤纸条(宽 0.5 cm,长 5 cm),将其插入被检肉的新切口处 1～2 cm 深,经 2～3 min 后观察浸润情况。

(2)结果判定

①放血不良。滤纸条被血样液浸润且超出插入部分 2～3 mm。

②严重放血不良。滤纸条被血样液严重浸润且超出插入部分 5 mm 以上。

2. 愈创木脂酊反应法

(1)操作方法 检验者用镊子固定肉,用检验刀切取前肢或后肢瘦肉(片状)1.0～2.0 g,置于小瓷皿中;用吸管吸取愈创木脂酊(5.0 g 愈创木脂溶于 75%乙醇 100 mL 中)5～10 mL,注入瓷皿中,此时肌肉不发生任何变化;加入 3%过氧化氢溶液数滴,此时肉片周围产生泡沫。

(2)结果判定

①放血良好。肉片不变颜色,肉片周围溶液呈淡蓝色环,或无变化。

②放血不全。数秒钟内肉片变为深蓝色,全部溶液也呈深蓝色。

(三)pH 测定

参见实验六肉品新鲜度的综合检验。

(四)过氧化物酶反应

参见实验六肉品新鲜度的综合检验。

(五)硫酸铜肉汤反应

参见实验六肉品新鲜度的综合检验。

(六)细菌毒素氧化呈色反应

1. 原理

在病、死畜禽肉及变质肉中,大多有微生物及内毒素的存在。内毒素的主要成分是脂多糖,具有氧化还原能力,这些内毒素不论其结构如何不同,都能降低肉浸出液的氧化还原势能,如果在除去蛋白质的肉浸出液中,加入硝酸银溶液,则毒素氧化成氧化型毒素,这种氧化型的毒素具有阻止氧化还原指示剂(次甲基蓝或甲酚蓝)褪色的特性。当肉浸液中存在氧化型毒素时,加入高锰酸钾后,毒素与高锰酸钾起反应,此时,指示剂不被还原,浸出液呈现指示剂的颜色(蓝色),当肉浸液中无氧化型毒素存在时,指示剂被还原褪色呈现高锰酸钾的颜色(红色)。

2. 器材与试剂

①研钵、剪刀、镊子、250 mL 具塞锥形瓶、量筒、电炉、石棉网、烧杯、小试管、试管架、滤纸、玻璃棒。

②1%甲酚蓝酒精溶液:称取 1.0 g 甲酚蓝,溶于 100 mL 60%酒精溶液中,于 37 ℃温箱中放置 24 h,过滤后备用。

③5%草酸溶液:称取 7.0 g 草酸,溶于 100 mL 蒸馏水中。

④1%次甲基蓝。

⑤0.5%硝酸银:称取 0.5 g 硝酸银,溶于 100 mL 蒸馏水中。

⑥1%高锰酸钾:称取 1.0 g 高锰酸钾,溶于 100 mL 蒸馏水中。

⑦0.1 mol/L 氢氧化钠:称取 4.0 g 氢氧化钠,溶于蒸馏水中,稀释至 1 000 mL。

⑧1∶1.5 盐酸:取 1 份浓盐酸于 1.5 份蒸馏水中,混匀。

⑨无菌生理盐水。

3. 操作方法

(1)毒素提取液的制备　以无菌操作称取被检肉 10.0 g 置于无菌乳钵中,用无菌剪刀仔细剪碎,加入无菌生理盐水 10 mL 和 0.1 mol/L 氢氧化钠 10 滴,仔细研磨成粥状,然后用玻棒移入 250 mL 锥形瓶中,加塞在水浴上加热至沸,取出后置冷水中冷却并向其中加入 5%的草酸溶液 5 滴,以中和内容物,最后用滤纸过滤,滤液备用。

(2)测定　取灭菌小试管 1 只,加入检样提取液 2 mL,然后依次加入 1%次甲基蓝(或 1%甲酚蓝酒精溶液)1 滴,再加 0.5%硝酸银溶液 3 滴,1∶1.5 的盐酸 1 滴,用力振摇后加 1%高锰酸钾 0.15 mL,继续振摇后观察。同时,另取一支试管,加生理盐水做对照。反应判定进行两次,第一次是反应后立即观察,第二次是反应后经 10～15 min 观察结果。以第二次的结果作为最终判定。

4. 结果判定

被检肉样中有细菌毒素时,提取液管呈蓝色或蓝绿色;如无细菌毒素时则呈玫瑰红色或红褐色。细菌毒素含量少时,往往第一次判定时无色,第二次判定时才出现阳性。颜色的强度依肉中细菌毒素含量及毒素的性质而有所不同。

5. 判定标准

(1)病、死畜禽肉或变质肉　呈阳性反应(+),即提取液显蓝色或蓝绿色,表明含有细菌毒素。

(2)健康畜禽新鲜肉　呈阴性反应(-),即显红紫色或红褐色,经 30～40 min 后变为无色,表明提取液中无细菌毒素存在。

(七)黄脂肉与黄疸肉的鉴定

1. 氢氧化钠-乙醚法

(1)原理　脂肪中胆红素能与氢氧化钠结合,生成黄色的胆红素钠盐,可溶于水,在水层中呈现黄色,示黄疸。天然色素属于脂溶性物质,不溶于水,只溶于乙醚,在乙醚层中呈现黄色,示黄脂。

(2)器材与试剂　酒精灯、剪刀、平皿、试管、吸管等;5%氢氧化钠溶液、乙醚。

(3)方法　将肥膘或脂肪组织置于平皿中,用剪刀剪碎,取 2.0 g 于试管中,加入 5%氢氧化钠溶液 5 mL,煮沸约 1 min,使脂肪全部熔化,并不时振摇试管,防止液体溅出。于流水冲淋,使之冷却至以手触摸有温热感为度(40～50 ℃),小心加入乙醚 2～3 mL,加塞振摇,静置,待分层后观察其颜色变化,并同时做空白对照试验。

(4)判定标准

①若上层乙醚液为黄色,下层液无色,则系天然色素所致,证明是黄脂。

②若上层乙醚液无色,下层液呈黄色或黄绿色,则为黄疸。

③若上、下层均呈黄色,表明检样同时存在黄疸与黄脂。

2. 硫酸法

(1)原理　胆红素在酸性环境(pH 1.39)下显绿色或蓝色反应。故可在抽提滤液中加酸后使之显色而进行定性检查。

(2)器材与试剂　50%乙醇溶液,浓硫酸。其余同氢氧化钠-乙醚法。

(3)操作方法　取被检脂肪 5～10 g,剪碎,置于具塞锥形瓶中加入 50%乙醇溶液 20～30 mL,振摇提取 10～15 min,过滤,取滤液 8 mL 置于试管中,徐徐滴加浓硫酸 10～20 滴,振摇混匀,观察变化。

(4)判定标准　当滤液中含有胆红素时,滤液呈绿色,如继续加入硫酸经适当加热,则变为淡蓝色。若无胆红素,则滤液无颜色反应。

三、卫 生 评 定

①患病畜禽肉,按农业部关于印发《病死及病害动物无害化处理技术规范》的通知(农医发〔2017〕25 号)进行处理。

②染疫或疑似染疫死亡、因病死亡或死因不明的畜禽肉,一律不准出售,应作为工业用或销毁。

四、实 验 报 告

根据感官检查、理化检验和细菌学检验结果,对所检样品的质量做出综合判定,写出实验报告。

实验十一　乳与乳制品的卫生检验

一、实验目的与要求

熟练掌握乳的密度、脂肪、酸度等测定方法。掌握乳中常见掺假物、抗生素乳及乳腺炎乳的检测原理和方法。对乳的质量做出综合评定。

二、实验内容与方法

(一)感官评定

取适量试样置于 500 mL 烧杯中,在自然光下观察色泽和组织状态。闻其气味,用温开水漱口后,品尝滋味。

(1)色泽检定　呈乳白色或微黄色。

(2)气味、滋味检定　具有乳固有的香味,无异味。

(3)组织状态检定　呈均匀一致液体,无凝块、无沉淀、无正常视力可见异物。

(二)乳密度的测定

1. 原理

在 20 ℃时分别测定充满同一密度瓶的水及试样的质量,由水的质量可确定密度瓶的容积即试样的体积,根据试样的质量及体积可计算试样的密度,试样密度与水密度比值为试样相对密度。

2. 仪器和设备

①密度瓶:精密密度瓶,如图 11-1 所示。

②恒温水浴锅。

③分析天平。

3. 测量步骤

取洁净、干燥、恒重、准确称量的密度瓶,装满试样后,置 20 ℃水浴中浸泡 0.5 h,使内容物的温度达到 20 ℃,盖上瓶盖,并用细滤纸条吸去支管标线上的试样,盖好小帽后取出,用滤纸将密度瓶外擦干,置天平室内 0.5 h,称量。再将试样倾出，洗净密度瓶，装满水后“置于 20 ℃水浴中浸泡 0.5 h，使内容物的温度达到 20 ℃，盖上瓶盖，并用细滤纸条吸去支管标线上的试样，盖好小帽后取出，用滤纸将密度瓶外擦干，置天平室内 0.5 h，称量。”密度瓶内不应有气泡，天平室内温度保持 20 ℃恒温条件，否则不应使用此方法。

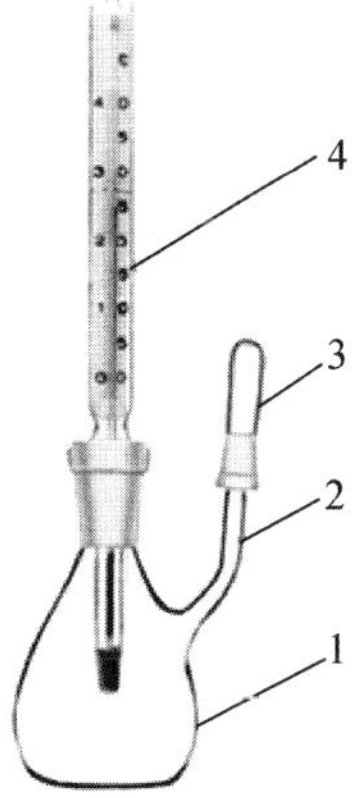

1. 密度瓶；2. 支管标线；3. 支管上小帽；4. 附温度计的瓶盖。

图 11-1　精密密度瓶

4. 分析结果的表述

试样在 20 ℃时的相对密度按下式计算：

$$d=\frac{m_2-m_0}{m_1-m_0}$$

式中，d—试样在 20 ℃时的相对密度；m_0—密度瓶的质量，g；m_1—密度瓶加水的质量，g；m_2—密度瓶加液体试样的质量，g。

计算结果表示到称量天平的精度的有效数位（精确到 0.001）。

5. 精密度

在重复性条件下获得的两次独立测定结果的绝对差值不得超过算术平均值的 5%。

6. 卫生评价

生鲜牛乳相对密度≥1.027。

（三）乳脂率的测定

乳脂肪的测定方法有：巴布科克（Babcock）法、盖勃氏（Gerber）法、哥特里-罗紫（Roese-Gottlieb）法（拓展知识 11-1）等。巴布科克法和盖勃氏法这两种方法的基本原理相同，只是所用仪器、试剂和硫酸量有所差异，但都是测定乳脂肪的标准方法，适用于鲜乳及乳制品脂肪的测定。盖勃氏法因测定简便迅速而在检验工作中较为常用，但因糖容易焦化，故此法不适用于含糖量高的样品（如甜炼乳、加糖乳粉等），而适用于酸性的液态或粉状和脂肪含量高的样品。

1. 原理

首先用浓硫酸溶解乳中非脂成分（如乳糖和蛋白质等），将牛乳中的酪蛋白钙盐转变成可溶性的重硫酸酪蛋白及硫酸钙，使脂肪球膜被破坏，脂肪得以游离出来；然后加入异戊醇，以降低脂肪球表面张力，促使其结合成为脂肪团，此外异戊醇可与硫酸作用转变为硫酸异戊酯，加速脂肪球的汇合；最后加热离心，使脂肪完全迅速分离，直接读取脂肪层的数值，便可知被测乳的含脂率。

反应式如下：

$$NH_2 \cdot R \cdot (COOH)_4 \cdot (COO)_2Ca + 2H_2SO_4 \longrightarrow H_2SO_4 \cdot NH_2 \cdot R \cdot (COOH)_6 + CaSO_4$$

酪蛋白酸钙　　　　　　　　　　　　　　硫酸酪蛋白

$$H_2SO_4 + 2C_5H_{11}(OH) \longrightarrow (C_5H_{11}O)_2SO_4 + 2H_2O$$

异戊醇　　　　　　硫酸异戊酯

2. 器材与试剂

①硫酸相对密度 1.820～1.825(20 ℃)。

②异戊醇相对密度:0.811±0.002(20 ℃),沸点 128～132 ℃。

③巴布科克低乳脂瓶:颈部刻度有 0.0%～8.0%,0.0%～10.0%两种,最小刻度值为 0.1%。

④盖勃氏乳脂计:颈部刻度为 0.0%～8.0%,最小刻度为 0.1%。

⑤乳脂离心机。

⑥盖勃氏离心机。

⑦标准移乳管(17.6 mL,11 mL)。

3. 测定方法

(1)巴布科克法

①吸取 17.6 mL 均匀鲜乳,注入巴布科克氏乳脂瓶中,再量取 17.5 mL 硫酸,沿瓶颈壁缓缓注入瓶中,将瓶颈回旋,使液体充分混合,至无凝块并呈均匀的棕色。

②置乳脂离心机上,以约 1 000 r/min 的速度离心 5 min,取出加入 80 ℃以上的水至脂肪浮到 2 或 3 刻度处,再置离心机中离心 1 min。

③取出后置 55～60 ℃水浴中,5 min 后立即读取脂肪层最高与最低点所占的格数(图 11-2),即为样品含脂肪的百分率。

(2)盖勃氏法

①在乳脂计(图 11-3)中先加入 10 mL 硫酸(颈口勿沾湿硫酸),再沿管壁小心地加入混匀的牛乳 11 mL,不要与硫酸混合,然后加 1 mL 异戊醇,塞上橡皮塞,用布把瓶口包裹住(以防振摇时酸液冲出溅蚀衣着),使瓶口向外向下,用力振摇使凝块完全溶解,呈均匀棕色液体。

②静置数分钟后瓶口向下,置于 65～70 ℃水浴中放 5 min,取出擦干,调节橡皮塞使脂肪柱在乳脂计的刻度内。

③放入离心机中,以 800～1 100 r/min 的转速离心 5 min,取出乳脂计,再置 65～70 ℃水浴中(注意水浴水面应高于乳脂计脂肪层),5 min 后取出立即读数,脂肪层上下弯月形下缘数字之差,即为脂肪的质量百分数。

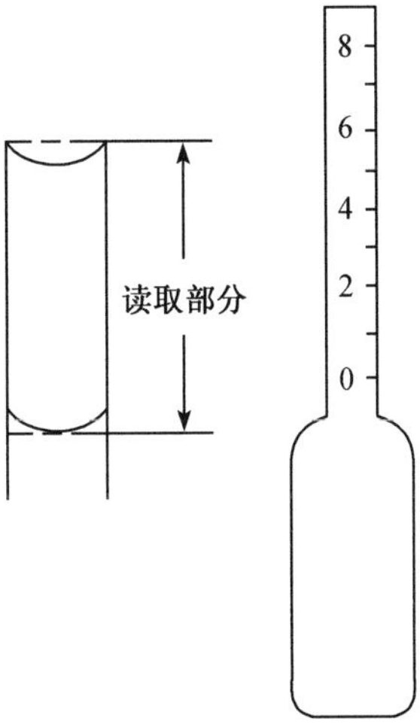

图 11-2　巴布科克氏乳脂瓶

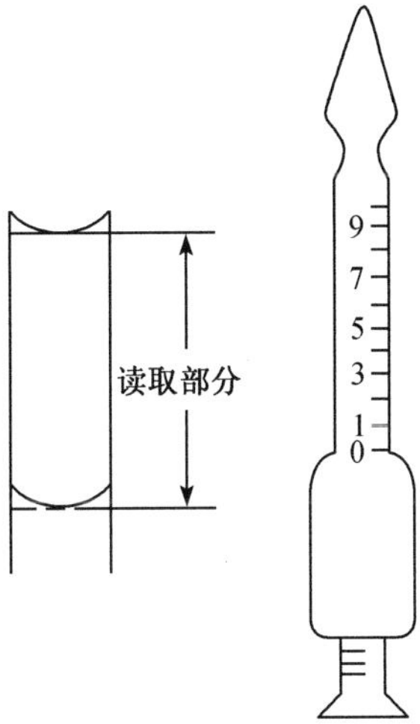

图 11-3　盖勃氏乳脂计

4. 卫生评价

生鲜牛乳的脂肪含量为≥3.10 g/100 g。

5. 说明

①硫酸的浓度要严格遵守规定，过浓会使乳炭化成黑色溶液而影响读数；过稀而不能使酪蛋白完全溶解，会使测定值偏低或使脂肪层浑浊。

②硫酸除可破坏球膜，不仅使脂肪游离出来外，还可增加液体相对密度，使脂肪容易浮出。

③盖勃氏法中所用异戊醇的作用是促使脂肪析出，并能降低脂肪球的表面张力，以利于形成连续的脂肪层。

④1 mL 异戊醇应能完全溶于酸中，但由于纯度不够可能有部分析出掺入到油层，使结果偏高。因此在使用未知规格的异戊醇之前，应先做试验，方法如下。

将硫酸、水(代替牛乳)及异戊醇按测定样品时的数量注入乳脂计中，振摇后静置 24 h 使其澄清，如在乳脂计的上部狭长部分无油层析出，认为该异戊醇适用，否则表明异戊醇质量不佳，不能采用。

⑤加热(65～70 ℃水浴中)和离心的目的是促使脂肪离析。

⑥巴布科克法中采用 17.6 mL 标准吸管取样，实际上注入巴氏瓶中的样品只有 17.5 mL，牛乳的相对密度为 1.03，故样品重量为 17.5×1.03＝18(g)。巴氏瓶颈的刻度(0%～10%)共 10 个大格，每大格容积为 0.2 mL，在 60 ℃左右，脂肪的平均相对密度为 0.9，故当整个刻度部分充满脂肪时，其脂肪重量为 1.2×10×

1.9=1.8(g)。18 g 样品中含有 1.8 g 脂肪，即瓶颈全部刻度表示为脂肪含量 10%，每一大格代表 1%的脂肪，故瓶颈刻度读数即为样品中脂肪百分含量。

⑦盖勃氏法所用移乳管为 11 mL，实际注入的样品为 10.9 mL，样品的重量为 11.25 g，乳脂计刻度部分(0%～8%)的容积为 1 mL，当充满脂肪时，脂肪的重量为 0.9 g，11.25 g 样品中含有 0.9 g 脂肪，故全部刻度表示为脂肪含量 0.9/11.25×100%=8%，刻度数即为脂肪百分含量。

6. 注意事项

①测定每头牛的乳脂率时，必须取全天的混合牛奶。用吸乳管吸取乳样时，必须充分搅匀后再吸取，否则会影响测定结果的准确性。

②硫酸的浓度必须是在 15 ℃时密度为 1.82～1.83。浓度过高或过低，以及加酸量过多或不足，均将影响测定结果。一般市售硫酸比重多为 1.84，因此必须按下式加以调整：

硫酸密度：1.84、1.830、1.820、1.815

硫酸浓度：96%、92%、90%、89%

$$(184+X):176.94=100:91$$

$$X=10(\text{mL})$$

即密度为 1.84 的硫酸 100 mL 稀释为 1.825 硫酸需加入的水量为 10 mL。式中，184—浓硫酸重量；X—应加入的水量；176.94—密度 1.84 即浓度 96%的硫酸 100 mL，其重量为 184.0 g，而其所含硫酸则为 176.94 g(184×96/100=176.94)；91—所需硫酸的浓度。

③加酸时要小心谨慎，以防硫酸倒在桌上、衣服或手上而受到腐蚀。硫酸瓶或试验瓶用后必须放在瓷盘内。

④离心分离时，试验瓶要对称地放在离心机内。使用离心机时，应由慢而快，到达规定速度时，要始终保持速率均衡。在停止离心分离时，要逐渐减慢速度，以免损坏机件和试验瓶。

⑤吸乳管每次用后应立即冲洗干净。测定结束后，应将所用仪器逐一洗净，先用 35 ℃温水充分冲洗后，再用 55 ℃、浓度为 0.5%的热碱水刷洗，最后用温水冲洗干净。

拓展知识11-1

哥特里-罗紫(Roses-Gottlieb)法

1. 原理

利用氨-乙醇溶液破坏乳的胶体性状及脂肪球膜，使非脂肪成分溶解于氨-乙醇溶液中，而脂肪游离出来，再用乙醚和石油醚提取出脂肪，蒸馏去除溶剂后，残留物即为乳脂肪。

本法适用于各种液状乳，各种炼乳，奶粉，奶油及冰激凌等能在碱性溶液中溶解的乳制品，也适用于豆乳或加水呈乳状的食品。

本法为国际标准化组织、联合国粮食及农业组织、世界卫生组织等采用，为乳及乳制品脂类定量的国际标准法。

2. 器材与试剂

①25%氨水(相对密度 0.91)。

②96%乙醇。

③乙醚。

④石油醚。

⑤抽脂瓶：内径 2.0～2.5 cm、容积 100 mL。

3. 操作方法

取一定量样品于抽脂瓶中(图 11-4)，加入 1.25 mL 氨水，充分混匀，置 60 ℃水浴中加热 5 min，再振摇 2 min，加入 10 mL 乙醇，充分摇匀，置于冷水中冷却后，加入 25 mL 乙醚，振摇 30 s，加入 25 mL 石油醚，再摇 30 s，静置 30 min，待上层液澄清时，读取醚层体积，放出一定体积醚层于一已恒重的烧瓶中，蒸馏回收乙醚和石油醚，挥发干残余醚后，加入 100～105 ℃烘箱中干燥 1.5 h，取出放入干燥器中冷却至室温后称重，重复操作直至恒重。

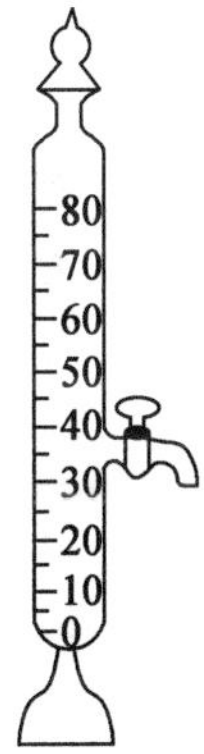

图 11-4　抽脂瓶

4. 结果计算

试样中脂肪含量按下式计算：

$$X=\frac{m_2-m_1}{m\times\frac{V_1}{V}}\times 100\%$$

式中，X—样品脂肪含量，%；m—样品质量，g；m_1—烧瓶质量，g；m_2—盛有残留物烧瓶的质量，g；V—读取醚层总体积，mL；V_1—放出醚层体积，mL。

5. 说明

①乳及乳制品中测定脂肪含量的标准方法有巴布科克法、盖勃氏法和哥特里-罗紫法,但前两种方法对于含糖多的乳品易使糖焦化,结果误差较大。

②乳类脂肪虽然也属游离脂肪,但因脂肪球被乳中酪蛋白钙盐包裹,又处于高度分散的胶体分散系中,故不能直接被乙醚、石油醚提取,需预先用氨水处理,故此法也称为碱性乙醚提取法。

③若无抽脂瓶时,可用容积 100 mL 的具塞量筒替用,待分层后读数,用移液管吸出一定量醚层。

④加氨水后,要充分混匀,否则会影响下一步醚对脂肪的提取。

⑤操作时加入乙醇的作用是沉淀蛋白质以防止乳化,并溶解醇溶性物质,使其留在水中避免进入醚层影响结果。

⑥加入石油醚的作用是降低乙醚极性,使乙醚与水不混溶,只抽出脂肪,并可使分层清晰。

⑦对已结块的乳粉,用本法测定脂肪,其结果往往偏低。

(四)乳的酸度测定

1. 滴定酸度的测定

(1)原理　乳挤出后在存放过程中,由于微生物的活动,分解乳糖产生乳酸,而使乳的酸度升高。测定乳的酸度,可判定乳是否新鲜。乳的滴定酸度常用吉尔涅尔度(°T)和乳酸度(%)表示。

吉尔涅尔度(°T)是以中和 100 mL 的乳酸所消耗 0.1 mol/L NaOH 的毫升数来表示。

(2)器材与试剂

①0.1 mol/L NaOH 溶液。

②0.5%酚酞酒精溶液。

③150 mL 锥形瓶。

④25 mL 碱式滴定管。

⑤10 mL 移液管。

⑥0.5 mL 吸管。

(3)操作方法

①吸取 10 mL 牛乳,移入 150 mL 锥形瓶中,加入 20 mL 中性蒸馏水,滴入 0.5%酚酞酒精溶液 0.5 mL,摇匀,用 0.1 mol/L NaOH 溶液滴定,至出现微红色并在 1 min 内不消失为终点。

②将滴定时所消耗的 0.1 mol/L NaOH 溶液的毫升数乘以 10，即得 100 mL 乳的酸度(°T)。

(4)卫生评价　新鲜常乳的酸度为 16～18°T，消毒乳为 14～18°T。乳酸度降低，表明乳中可能掺有非乳物质。

2. 酒精试验法

(1)原理　乳中的酪蛋白等电点为 pH 4.6，鲜乳的 pH 为 6.8，鲜乳中的酪蛋白处于等电点的碱性方面，故酪蛋白胶粒带负电荷，另外，酪蛋白胶粒具有强亲水性，由于水化作用周围形成一水化层，故酪蛋白以稳定的胶体状态存在于乳中。

酒精有脱水作用，当加入酒精后，酪蛋白胶粒周围水化层被脱掉，胶粒变成只带负电荷的不稳定状态。当乳的酸度增高或因某种原因盐类平衡发生变化时，H^+ 或 Ca^{2+} 与负电荷作用，胶粒变为电中性而发生沉淀。

经试验证明，乳的酸度与引起酪蛋白沉淀的酒精浓度存在着一定的关系，故可利用不同浓度的酒精测定被检乳样，以是否结絮来判定乳的酸度。

(2)器材与试剂　中性酒精 68%、70%、72%等；试管、10 mL 移液管等。

(3)操作方法　取 2～3 mL 乳样注入试管内，加入等量的中性酒精，迅速充分混匀后观察结果。

(4)判定标准　在 68%酒精中不出现絮片者，酸度低于 20°T；在 70%酒精中不出现絮片者，酸度低于 19°T；在 72%酒精中不出现絮片者，酸度低于 18°T。

3. 煮沸试验法

(1)器材与试剂

①水浴锅。

②试管。

(2)操作方法　10 mL 乳置沸水浴中 5 min，不得有凝块或絮片产生，出现凝固或呈絮状，表明不新鲜，酸度大于 26°T。

(五)掺水乳的鉴别检验

1. 感官检验

(1)新鲜奶　呈乳白色或稍带黄色的均匀胶态液体，无沉淀、无凝块、无杂质，具有新鲜牛奶固有的香味。

(2)掺水奶　奶液稀薄、发白，香味降低，不易挂杯。取一滴放在玻璃片上，乳滴不成形，易流散。

2. 相对密度测定

(1)原理　相对密度是物质的一种物理指示，从相对密度的大小可帮助了解该物质品质纯度、掺杂等质量情况。生牛乳的相对密度正常为≥1.027。相对密度低于1.027可视为掺水可疑；相对密度低于1.026可认为掺水。

(2)操作方法　同本试验(二)乳密度的测定。

(3)注意事项　最好能与新鲜牛奶做对照，测试牛乳清的相对密度是检验牛奶是否掺水的较好方法，乳清相对密度较全乳的相对密度更稳定。乳清的正常相对密度为1.027～1.030。小于1.027可判为掺水。

3. 阿贝折射仪法

(1)原理　测定牛乳的折射率，可判定牛乳的纯度，掺水情况是一种物理指标。正常牛乳乳清的折射率为1.341 99～1.342 75，如折射率在1.341 28以下，即为加水无疑。该法可检出5%以上的掺水牛乳。

(2)仪器和试剂

①阿贝折射仪。

②恒温水浴锅(70 ℃)。

③250 g/L 醋酸溶液。

(3)操作方法　取100 mL 样品置洁净的烧杯中，加2 mL 250 g/L 的醋酸溶液，用玻璃棒搅匀，加盖，在70 ℃水浴中保温20 min，使蛋白质凝固，然后置冰水冷却10 min，乳清用定量滤纸过滤分离，滤液备用。

校正折光仪，然后滴加1～2滴乳清试液于下面棱镜上，由目镜观察，转动棱镜旋扭，使视野分明暗两部分，旋动补偿器旋扭，使明暗分界线在十字线交叉点，通过放大镜在刻度尺上进行读数即可。

(六)掺豆浆乳的检测方法

1. 原理

豆浆中含有皂角素，可溶于热水或酒精中，然后可与氢氧化钠(或氢氧化钾)生成黄色化合物，据此进行检测。

2. 试剂

①醇醚混合液：乙醇和乙醚等量混合。

②25%氢氧化钠(钾)溶液。

3. 器材

①200 mm×20 mm 试管。

②2 mL、5 mL 试管。

4. 操作方法

取2 mL 乳样于试管中，加入3 mL 醇醚混合液，充分混匀，加入5 mL 25%氢氧化钾(钠)液，混匀，5～10 min 内观察颜色变化，同时用纯牛乳做对照实验。

5. 结果判定

如掺入 10%以上豆浆，则试管中液体呈微黄色；纯牛乳呈乳白色。

(七)牛乳中掺碱的检测

为了掩盖牛乳的酸败，降低牛乳的酸度，作伪者向生鲜牛乳中加入少量的碱，但加碱后的牛奶滋味不同，不仅宜于腐败菌生长，而且还将乳中某些维生素破坏，因此对生鲜牛乳中掺碱的检测具有一定的卫生学意义。

1. 玫瑰红酸定性法

(1)原理　鲜牛乳中加碱后，氢离子浓度发生变化，可使酸碱指示剂变色，根据颜色的不同，判断加碱量的多少。

(2)试剂　0.05%玫瑰红酸乙醇溶液。

(3)操作方法　取 5 mL 乳样于试管中，加入 5 滴玫瑰红酸乙醇溶液，用手指堵住管口，摇匀，观察结果，同时用已知未掺碱乳做空白对照试验。

(4)结果判定　掺入碱时呈玫瑰红色，且掺入越多，玫瑰色越深；未掺碱者呈黄色。

2. 牛乳灰分碱度测定法

(1)原理　牛乳中加入的碳酸钠和有机酸钠盐经高温灼烧后，均能转化为氧化钠，溶于水后形成氢氧化钠，其含量可用标准酸滴定求出。

(2)试剂与仪器

①0.1 mol/L 盐酸标准溶液。

②1%酚酞指示液。

③高温电炉(1 000 ℃)。

④电热恒温水浴锅。

⑤瓷坩埚。

⑥锥形瓶。

⑦玻璃漏斗。

(3)操作方法

①取 20 mL 乳样于瓷坩埚中，置水浴上蒸干，然后在电炉上灼烧成灰。

②灰分用 50 mL 热水分数次浸渍，并用玻璃棒捣碎灰块，过滤，滤纸及灰分残块用热水冲洗。

③滤液中加入 3～5 滴酚酞指示剂，用 0.1 mol/L 盐酸标准溶液滴定至粉红色，在 30 s 内不褪色为止。

(4)结果计算

$$X=\frac{V\times 0.0106}{25\times 1.030}\times(100-0.025)$$

式中,X—被检测牛乳中碳酸钠含量,%;V—滴定所消耗 0.1 mol/L 盐酸标准溶液的体积,mL;0.010 6—1 mL 0.1 mol/L 盐酸标准溶液相当于碳酸氢钠的质量,g;1.030—正常牛乳的平均密度;0.025—正常牛乳中碳酸氢钠含量,%。

(八)牛乳中掺中性盐及弱碱性盐的检测

牛乳中掺入中性盐或弱碱性盐是为了增加乳的比重或中和牛乳的酸度,以掩盖乳中掺水或酸败牛乳。常见的有食盐、芒硝、碳酸铵等。

1. 掺食盐的检测

(1)原理　乳样中的 Cl^- 含量较多时,可与硝酸银作用,生成氯化银沉淀,并与铬酸钾作用呈黄色。

(2)试剂

①10%铬酸钾溶液。

②0.01 mol/L 硝酸银溶液。

(3)操作方法　取 5 mL 0.01 mol/L 硝酸银溶液加入试管,加 2 滴 10%酸钾溶液,混匀,加被检乳 1 mL,充分混匀,观察试管中颜色变化,同时做空白对照试验。

(4)结果判定　如试管中溶液呈黄色,说明牛奶中 Cl^- 的含量大于 0.14%。正常乳中 Cl^- 含量为 0.09%~0.12%。

2. 掺芒硝的检测

(1)原理　掺入芒硝的牛奶中含有较多的 SO_4^{2-},可与氯化钡作用,生成硫酸钡沉淀,并与玫瑰红酸钠作用呈玫瑰红色,本法检测灵敏度为 100 mg/kg。

(2)试剂

①20%醋酸溶液。

②1%氯化钡溶液。

③1%玫瑰红酸钠乙醇溶液

(3)操作方法　吸取被检乳 5 mL 于试管中,加 1~2 滴 20%醋酸,4~5 滴 1%氯化钡溶液,2 滴 1%玫瑰红酸钠乙醇溶液,混匀,静置,观察试管中颜色变化,同时做空白对照试验。

(4)结果判定　掺芒硝的牛乳呈玫瑰红色,而不含芒硝的牛乳为淡褐黄色。

3. 掺碳酸铵的检测

(1)原理　牛乳中的 NH_4^+ 或 NH_3 与碘化汞的复盐试液。本法检测灵敏度为

600 mg/kg。

(2)器材与试剂　纳氏试剂:参见实验六肉品新鲜度的综合检验,肉中粗氨的测定。

(3)操作方法　取 5 mL 被检测牛乳于试管中,加 6～7 滴纳氏试剂,摇匀,观察颜色及混浊情况。同时做空白对照试验。

(4)结果判定　如牛奶中掺有碳酸铵,则试管中溶液呈黄色或淡橙色,正常乳颜色无变化。

(九)牛乳中掺牛尿、尿素、蔗糖等非电解质的检测

尿素、蔗糖等非电解质晶体物质,在水中不发生电离。当这些物质掺入牛乳后使牛乳相对密度调至正常,但冰点、酸度、脂肪含量均低于正常值。

1. 掺牛尿的检测

(1)原理　牛尿中含有肌酐,乳样经去蛋白质后,在碱性条件下,肌酐与苦味酸盐作用,生成橙红色的苦味酸肌酐,本法检测灵敏度为 200 mg/kg。

(2)器材与试剂

①钨酸蛋白沉淀剂:水 800 mL;0.34 mol/L 硫酸 100 mL;85%磷酸 0.1 mL;10%钨酸盐 10 mL;将上述试剂依次加入水中,混合均匀。

②10%氢氧化钠溶液。

③碱性苦味酸盐试剂:取 5 mL 饱和苦味酸,加 1 mL 10%氢氧化钠溶液,临用前混合。

④离心机、吸管、试管等。

(3)操作方法

①取 5 mL 乳样加入试管,加 5 mL 钨酸蛋白沉淀剂,摇匀,离心,取上清液 5 mL 加入另一试管,加 4～5 滴 10%氢氧化钠溶液。

②再加 0.5 mL 碱性苦味酸盐试剂,充分混匀,放置 15 min,观察试管中液体颜色变化。同时做空白对照试验。

(4)结果判定　如在牛乳中掺入牛尿,则牛乳呈红褐色,正常乳仍为苦味酸试剂固有的黄色。

2. 掺尿素的检测

(1)原理　在酸性条件下,乳样中的尿素与亚硝酸钠作用,生成黄色物质,而当乳样中无尿素时,亚硝酸钠与对氨基苯磺酸发生重氮反应,其产物与萘胺起偶氮作用,生成紫红色。

(2)器材与试剂

①1%亚硝酸钠溶液。

②浓硫酸。

③格里斯试剂:称取 89 g 酒石酸、10 g 对氨基苯磺酸,1 g 萘胺,混合研磨成粉末,贮存于棕色试剂瓶中,暗处保存。

(3)操作方法

①取 3 mL 待检乳于试管中,加 1 mL 1%亚硝酸钠溶液,1 mL 浓硫酸,摇匀放置 5 min。

②待泡沫消失后,加 0.5 g 格里斯试剂,摇匀,观察试管中液体颜色的变化,同时做空白对照试验。

(4)结果判定　如牛乳中掺有尿素,则试管中颜色呈黄色,正常牛乳试管中颜色为紫红色。

3. 掺蔗糖的检测

(1)甲法　联苯胺法。

①试剂。

a. 醋酸铅-氨水溶液:将 250 g 醋酸铅溶解于 600 mL 水中,再加入 250 mL 15%的氢氧化铵。

b. 联苯胺试剂:10 mL 10%的联苯胺酒精溶液、25 mL 醋酸及 65 mL 浓盐酸混合即成。

c. 费林氏液。

甲液:取 34.64 g 硫酸铜溶于水中,加入 0.5 mL 浓硫酸,加水至 500 mL。

乙液:取 173 g 酒石酸钾钠及 50.0 g 氢氧化钠,溶解于水中,稀释至 500 mL,静置 2 d 后过滤,备用。

②操作方法及判定。

a. 取 30 mL 牛乳,在水浴中加热到 80～90 ℃,加入 30 mL 醋酸铅-氨水溶液,用力摇动 30 s,过滤。取无色透明滤液 3 mL,加入等体积的联苯胺试剂,摇匀,并在沸水浴中保持 10 min 后观察结果,若乳中掺有蔗糖,则变为深蓝色,当在水浴中保持时间超过 10 min 时,痕量的乳糖存在也可能出现淡蓝色。

b. 为了排除乳糖等还原糖的干扰,可设对照,即取 4 mL 滤液,加入等体积的费林氏液置沸水浴内加热,如果联苯胺的反应明显(呈蓝色),而没有还原费林氏液的颜色时,则证明有蔗糖存在,此法可检测出 0.1%～1.0%的蔗糖。

(2)乙法　间苯二酚法。

①原理。在酸性条件下,乳样中的蔗糖与间苯二酚作用,呈红色。

②器材与试剂。浓盐酸;间苯二酚。

③操作方法。

a. 取 30 mL 乳样于 50 mL 锥形瓶中,加入 2 mL 浓盐酸混合,过滤。

b. 取滤液 15 mL,加入 1.0 g 间苯二酚,置于沸水浴中 5 min,观察颜色变化,同时做空白对照试验。

④结果判定。如牛奶中掺蔗糖,则试管中液体呈红色。

(3)丙法　蒽酮法。

①试剂。蒽酮试剂:称取 0.1 g 蒽酮,溶于 100 mL H_2SO_4(3∶1)中,临用时配制。

②操作方法及判定。取 1 mL 乳样,加 2 mL 蒽酮试剂,若乳中有蔗糖存在,5 min 内显透明绿色。

(十)牛乳中掺防腐剂的检测

我国规定,鲜牛乳中不得加入任何防腐剂。但有的人为了防止生鲜牛乳酸败,违规使用化学防腐剂,尤其是食品卫生标准中没有列入的,对人体健康有危害的化学防腐剂。因此,检测牛乳中是否掺有防腐剂具有重要的卫生学意义。

1. *硼酸、硼砂的检测*

(1)原理　姜黄试纸被硼酸或其盐类的酸性溶液润湿后烘干时,有棕红色的斑点出现。加酸时,斑点的颜色不改变,加碱时,变为蓝绿色或墨绿色。

(2)器材与试剂

①6 mol/L 盐酸;4%碳酸钠溶液;0.1 mol/L 氢氧化钠溶液。

②姜黄试纸:称取 20.0 g 姜黄粉末,用冷水浸渍 4 次,每次各 100 mL,除去水溶性物质后,残渣在 100 ℃干燥,加 100 mL 乙醇,浸渍数日,过滤,取 1 cm×8 cm 滤纸条,浸入溶液中,取出,于空气中干燥,贮于有色玻璃瓶中。

③瓷坩埚;电炉;水浴锅;表面皿。

(3)操作方法

①取 20 mL 乳样于瓷坩埚中,加入 4%碳酸钠溶液至呈碱性,置水浴上蒸干。

②移至电炉上小火炭化,再移至高温炉(500 ℃)中灰化,取出冷却,加 10 mL 水后加热煮沸,使残渣溶解,放冷,过滤,滤液滴加 6 mol/L 盐酸使其呈酸性。

③把姜黄试纸浸入酸性的滤液中,片刻后取出,将试纸置于表面皿上,置 60 ℃干燥,观察颜色变化,在其变色部分熏以氨水,再观察颜色变化。

(4)结果判定　如牛乳中有硼酸、硼砂存在时,第一次试纸显红色或橘红色,第二次试纸显墨绿色。

(5)说明　结果判定也采取焰色反应。在瓷坩埚中,加硫酸及乙醇各数滴,直接点火,如有硼酸或硼砂存在时,火焰呈绿色。

2. 水杨酸、苯甲酸的检测

(1)器材与试剂

①水浴锅、200 mL 锥形瓶、分液漏斗、吸管、试管等。

②10%氢氧化钠溶液。

③盐酸。

④无水乙醚。

⑤无水硫酸钠。

⑥1∶1 氨水。

⑦1%氯化铁溶液。

⑧10%亚硝酸钾溶液。

⑨50%醋酸。

⑩10%硫酸铜溶液。

(2)操作方法

①取 100 mL 乳样于锥形瓶中,加 5 mL 10%氢氧化钠溶液,搅匀,再加 10 mL 硫酸铜溶液,搅匀。

②过滤,收集于分液漏斗中,加 5 mL 盐酸,75 mL 乙醚,用力振摇 2 min,收集乙醚层于另一分液漏斗中,加 5 mL 水洗涤乙醚层,反复几次,经无水硫酸钠脱水,微温除去乙醚。

③残渣加 1 mL 1∶1 氨水溶解,置水浴锅上蒸干,加 2 mL 水溶解。

④取残留物溶解水溶液 1 mL 于试管中,加数滴 1%三氯化铁溶液,观察试管中液体颜色的变化。

(3)结果判定

①初步判定:如试管中液体呈肉色沉淀,疑有苯甲酸,如产生深紫色,则疑有水杨酸。

②确证试验:取残渣溶于少量热水中,冷却后加 4～5 滴 10%亚硝酸钾溶液,4～5 滴 50%醋酸,1 滴 10%硫酸铜溶液,混匀,煮沸 30 min,放置片刻,如有水杨酸存在时呈血红色,苯甲酸不显色。

3. 甲醛的检测

(1)甲法　变色酸法。

①原理。在硫酸溶液中,乳中的甲醛与变色酸作用生成紫红色化合物,本法检测灵敏度为 0.1 mg/kg。

②器材与试剂。

a. 浓硫酸。

b. 变色酸液：称取 2.5 g 1,8-二羟基萘-3,6-二磺酸溶于水中，稀释至 25 mL，如有沉淀，过滤除去。

③操作方法。取 1 mL 乳样于试管中，加 0.5 mL 变色酸液和 6 mL 浓硫酸，充分混匀，于沸水浴上放置 30 min，冷却，观察颜色变化，同时做空白对照实验。

④结果判定。如牛乳中有甲醛，则显紫红色。

(2)乙法　溴化钾法。

①试剂。稀硫酸(浓硫酸与水的体积比为 5＋1)；溴化钾结晶。

②操作方法。取 3 mL 稀硫酸于试管中，加溴化钾结晶一小粒，摇匀，立即沿管壁加牛乳 1 mL，观察颜色变化，同时做空白对照试验。

③结果判定。牛乳中有甲醛存在，则显紫色环带，本法灵敏度为 20 mg/kg。

4. 过氧化氢的检测

(1)甲法　碘化钾-淀粉法。

①试剂。碘化钾淀粉溶液：将 3.0 g 淀粉用 5～10 mL 凉水混匀，然后边搅拌边加沸水至 100 mL，在此溶液内溶入 3.0 g 碘化钾，此试剂极不稳定，不宜贮存。

②操作方法。取 5 mL 检样乳于试管中，加 0.5 mL 碘化钾淀粉溶液，充分混匀后，观察乳的颜色变化。

③结果判定。10 min 后乳仍为白色，则表示乳中无过氧化氢；乳略变蓝色，则表示乳中有过氧化氢。

④说明。如乳中有微量的过氧化氢存在，则应将乳放在 80～85 ℃的温度下加温数分钟，然后重新用上述方法检查。

(2)乙法　五氧化二钒法。

①试剂。五氧化二钒试剂：溶解 1.0 g 五氧化二钒于 100 mL 稀硫酸(浓硫酸与水的体积比为 94＋6)中，贮存于试剂瓶，置阴暗处保存。

②操作方法。取 10 mL 乳样，加入 10～20 滴五氧化二钒试剂，混合后观察颜色变化。

③结果判定。若液体呈粉红色或红色，说明有过氧化氢存在。

5. 次氯酸盐及氯胺的检测

(1)试剂

①碘化钾溶液：溶解 7.0 g 碘化钾于 100 mL 水中，临用前配制。

②稀盐酸：100 mL 浓盐酸与 200 mL 水混合均匀。

③淀粉液：取 1.0 g 淀粉置于烧杯中，用少量水搅匀后，缓慢倾入 100 mL 沸水

中，随加随搅拌，煮沸 2 min，冷却。

(2)操作方法

①取 5 mL 乳样，置于试管中，加入 1.5 mL 碘化钾溶液，充分摇匀，注意观察牛乳的颜色。

②如无颜色变化，加入 4 mL 稀盐酸，用玻璃棒充分搅匀，注意观察凝乳的颜色。

③然后将试管置入 85 ℃的水浴中，保温 10 min，取出后迅速置于冷水中冷却，注意观察凝乳与液体的颜色变化。

④最后将 0.5～1 mL 淀粉液加到凝乳下面液体中，应注意观察颜色变化。

(3)结果判定　根据表 11-2，即可得出检测结果。

表 11-2　次氯酸盐及氯胺检测的反应结果

操作	有效氯浓度					
	1/1 000	1/2 000	1/5 000	1/10 000	1/25 000	1/50 000
操作 1	淡黄褐	深黄	微黄褐色	—	—	—
操作 2	淡黄褐	深黄	浅黄	—	—	—
操作 3	淡黄褐	深黄	黄色	黄色	微黄	淡黄
操作 4	蓝紫	蓝紫	蓝紫	暗红紫	红紫	微红紫

6. 重铬酸钾的检测

(1)试剂　2%硝酸银溶液。

(2)操作方法　取 2 mL 乳样注入试管中，加等量 2%硝酸银溶液，混匀后观察其颜色变化，同时做空白对照试验。

(3)结果判定　若溶液呈淡红色或红黄色，则表示乳中含有重铬酸钾。

(十一)牛乳中掺石灰水、洗衣粉的检测

1. 掺石灰水的检测

(1)原理　正常牛乳含钙量小于 1%，加入硫酸钠溶液、玫瑰红酸钠溶液及氯化钡溶液后呈现红色，如牛乳中掺有石灰水，则生成硫酸钙沉淀，呈白土色。

(2)器材与试剂　1%硫酸钠溶液；1%氯化钡溶液；1%玫瑰红酸钠溶液。

(3)操作方法　取 5 mL 乳样于试管中，加入 1%硫酸钠溶液、1%氯化钡溶液；1%玫瑰红酸钠溶液各 1 滴，观察颜色变化，同时做空白对照试验。

(4)结果判定　正常牛乳呈红色，掺石灰水的牛乳呈白土色沉淀，本法检测灵敏度为 100 mg/kg。

2. 掺洗衣粉的检测

(1)原理　牛乳中掺洗衣粉后，因洗衣粉中含有十二烷基苯磺酸钠，在紫外线

分析仪下观察有荧光如含有十二烷基苯碘酸钠时，牛乳发荧光。

(2)器材与试剂　紫外线分析仪(365 nm)。

(3)操作方法　取 10 mL 乳样于蒸发皿上，在暗室中置于波长为 365 nm 的紫外线分析仪下观察荧光，同时做空白对照试验。

(4)结果判定　如牛乳中掺洗衣粉，则发出银白色荧光，正常牛乳无荧光，呈乳黄色，本法检测灵敏度为 0.1%。

(十二)牛乳中掺淀粉、米汤和豆浆的检测

牛乳掺水后乳汁变稀薄，此时加入胶体物质(如淀粉、米汤、豆浆水等)来增加牛乳的稠度，从而达到掩盖掺假的目的。

1. 原理

(1)掺淀粉、米汤乳的检测　淀粉遇碘可产生蓝色，据此检测乳中是否掺淀粉或米汤。

(2)掺豆浆乳的检测　在乳中掺豆浆大于 10%时才能用简易的定性方法，如含量少可用电泳法。豆浆中有皂角素，可溶于热水或热酒精，与氢氧化钠或氢氧化钾生成黄色溶液。

2. 器材与试剂

①碘液(2.0 g 碘与 4.0 g 碘化钾溶于 100 mL 水中)。

②20%乙酸液。

③醇醚混合液(乙醇和乙醚等量混合)。

④25% NaOH。

⑤移液管。

⑥试管、三角瓶等。

3. 操作方法

(1)掺入淀粉、米汤的检测　取乳样 5 mL 于试管中，加碘溶液 2～3 滴(如掺入少量淀粉的乳可在乳样中加 20%乙酸液 0.5 mL，过滤，取滤液 1 滴于白瓷板上，加 1 滴碘液)，同时用正常乳做对照试验。显蓝色为掺淀粉或米汤乳。

(2)掺入豆浆的检测　取乳 20 mL 于 100 mL 三角瓶中，加 3 mL 醇醚混合液，摇匀后，加入 25%氢氧化钠 5 mL，混匀，在 5～10 min 内观察颜色变化并用正常乳做对照。有豆浆存在时，呈微黄色，无豆浆乳呈白色。

(十三)病牛乳的鉴别检验

1. 乳腺炎乳的鉴别检验

采用溴甲酚紫法。

(1)原理　乳腺炎乳中的蛋白质含量增多,在碱性条件下能出现沉淀。

(2)器材与试剂

称取 60.0 g $Na_2CO_3 \cdot 10H_2O$,溶于 100 mL 水中,另称取 40.0 g 无水 $CaCl_2$ 溶于 300 mL 水中。把两种溶液分别加温和过滤,然后互相混合,加入等量的 150 g/L NaOH 溶液。搅拌均匀后,过滤,加入少量溴甲酚紫,有助于观察结果。

(3)操作方法　吸取乳样 3 mL,置于白色平皿中,加入 0.5 mL 上述配制的试剂,混匀,约 10 min 后观察结果。

(4)判断　无沉淀及絮片者为正常乳;稍有沉淀者为可疑乳;肯定有沉淀者说明是乳腺炎乳;如果发生黏稠性团块并继之分为薄片,或有持续性的黏稠性团块,说明为严重乳腺炎乳,不可食用。

也可进行乳氯糖数的测定。乳氯糖数是指乳中氯离子的含量(%)与乳糖的含量(%)之比。正常牛乳中氯与乳糖的含量有一定比例关系,健康牛乳中的氯糖数不超过 4。患乳腺炎时乳中氯化物增加,乳糖含量减少,故乳氯糖数增高,因此患乳腺炎时乳氯糖数大于 4,以此可对乳腺炎乳(尤其是隐性乳腺炎乳)进行检测。

2. 乳中血与脓的鉴别检验

(1)原理　健康乳牛所分泌的乳中含有多种酶类,过氧化物酶是其中的一种,但含量极少。当奶牛患有乳腺炎时,乳中会带有血或脓,过氧化物酶在乳中的含量会因此而提高。过氧化物酶与过氧化氢反应放出 O_2,将指示剂联苯胺氧化成为二酰亚胺代苯醌,该物质与未被氧化的联苯胺可形成蓝色乳液,若乳中混有血与脓则溶液呈深蓝色。

(2)器材与试剂

①2 mL 移液管。

②联苯胺、95%乙醇、3% H_2O_2、冰醋酸。

(3)操作方法　用小药匙将少量的联苯胺溶解在盛有 2 mL 95%乙醇的试管内,加入 2 mL 30 g/L 的过氧化氢溶液,摇动后再加入 3～4 滴冰醋酸,在上述配制的试剂中,加入 4～5 mL 牛乳,如有血与脓存在时,于 20～30 s 后观察。

(4)卫生评价　20～30 s 后,溶液变成深蓝色,表示有血、脓存在,说明乳中混入了乳腺炎乳或其他病畜乳。

(十四)乳中还原酶的检测(亚甲蓝试验)

1. 原理

细菌在乳中生长繁殖时能产生还原酶。该酶具有使某些有机颜料(如亚甲蓝)还原褪色的性能。乳中污染的细菌越多,产生的还原酶也越多,使亚甲蓝褪色越快。故根据亚甲蓝褪色(还原)时间的长短,即可测定乳被细菌污染的程度。良好生鲜牛乳的褪色时间应在 5.5 h 以上;合格生鲜牛乳的褪色时间应不少于 2 h。

2. 器材与试剂

①25 mL 灭菌试管;灭菌量筒;水浴锅;恒温箱等。

②亚甲蓝溶液(5 mL 饱和亚甲蓝的乙醇溶液,加 195 mL 水,混匀)。

3. 操作方法

用量筒量取 20 mL 乳样于试管中,在水浴上加热至 38～40 ℃,加入 1 mL 亚甲蓝溶液,混匀后将试管置于 38～40 ℃恒温箱中,经过 20 min、2 h 和 5.5 h,观察 3 次褪色情况。

4. 结果判定

根据褪色时间将牛乳分为 4 个等级,见表 11-3。

表 11-3　亚甲蓝褪色时间与乳中细菌数的关系

级别	乳的质量	褪色时间	相当于每毫升牛乳中的细菌总数
1	良好	＞5.5 h	$<5\times10^{5}$
2	合格	2～5.5 h	$5\times10^{5}\sim4\times10^{6}$
3	差	20 min～2 h	$4\times10^{6}\sim2\times10^{7}$
4	劣	＜20 min	$>2\times10^{7}$

(十五)乳中抗生素残留的检验

1. 原理

往检样中先后加入菌液和 TTC 指示剂(2,3,5-氯化三苯四氮唑),如检样存在抗生素,则会抑制细菌的繁殖,TTC 指示剂不被还原、不显色;反之,则细菌大量繁殖;TTC 指示剂被还原而显红色,从而可以判定有无抗生素残留。

2. 器材与试剂

水浴锅,试管,嗜热乳酸链球菌,4%TTC 指示剂。

3. 检验程序

鲜乳中抗生素残留的检验流程如图 11-5 所示。

(1)菌液制备　将嗜热乳酸链球菌接种入灭菌脱脂乳,置于(36±1)℃培养箱

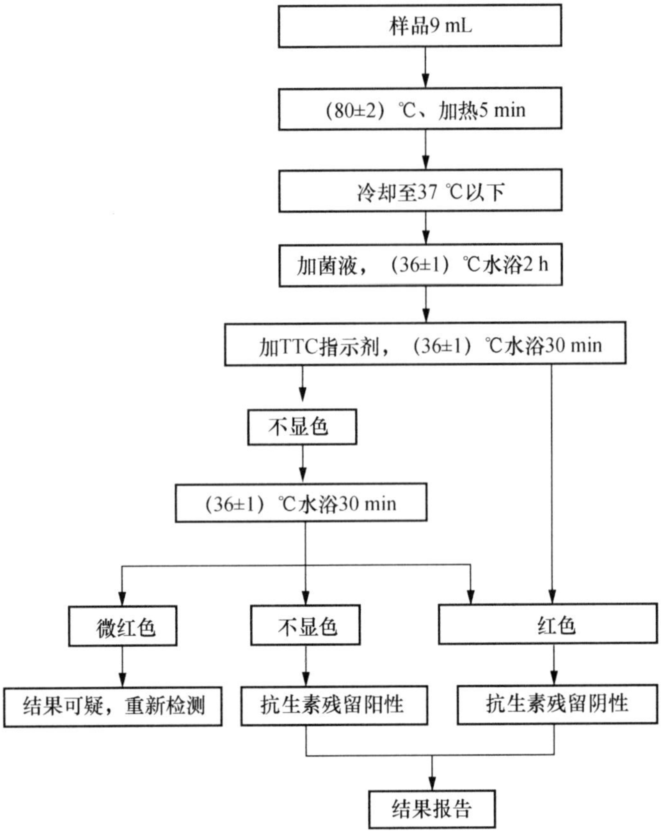

图 11-5 鲜乳中抗生素残留检验流程

中保温 15 h,然后再用灭菌脱脂乳以 1∶1 比例稀释备用。

(2)操作步骤

①取乳样 9 mL 放入试管。

②置 80 ℃水浴中保温 5 min。

③冷却至 37 ℃以下。

④加入菌液 1 mL。

⑤置(36±1)℃水浴锅中保温 2 h。

⑥加入 4%TTC 指示剂 0.3 mL。

⑦置(36±1)℃水浴中保温 30 min。

⑧观察牛乳颜色的变化。

4. 结果的判定

加入 TTC 指示剂并于水浴中保温 30 min 后，如检样呈红色反应，说明无抗生素残留，即报告结果为阴性；如检样不显色，再继续保温 30 min 做第二次观察，如仍不显色，则说明有抗生素残留，即报告结果为阳性，反之则为阴性。显色状态判断标准见表 11-4。

表 11-4　显色状态判断标准

显色状态	判断
未显色者	阳性
微红色者	可疑
桃红色→红色	阴性

(十六)原料乳中三聚氰胺的快速检测

原料乳中的三聚氰胺快速检测按照 GB/T 22400—2008《原料乳中三聚氰胺快速检测　液相色谱法》。

1. 原理

用乙腈作为原料乳中的蛋白质沉淀剂和三聚氰胺提取剂，强阳离子交换色谱柱分离，高效液相色谱-紫外检测器/二极管阵列检测器检测，外标法定量。

2. 试剂和材料

除另有说明外，所用试剂均为分析纯或以上规格，水为 GB/T 6682—2008《分析实验室用水规格和试验方法》规定的一级水。

①乙腈(CH_3CN)：色谱纯。

②磷酸(H_3PO_4)。

③磷酸二氢钾(KH_2PO_4)。

④三聚氰胺标准物质($C_3H_6N_6$)：纯度大于或等于 99%。

⑤三聚氰胺标准贮备溶液(1.00×10^3 mg/L)：称取 100.0 mg 三聚氰胺标准物质，用水完全溶解后，100 mL 容量瓶中定容至刻度，混匀，4 ℃条件下避光保存，有效期为 1 个月。

⑥标准工作溶液：使用时配制。

标准溶液 A(2.00×10^2 mg/L)：准确移取 20.0 mL 三聚氰胺标准贮备溶液，置于 100 mL 容量瓶中，用水稀释至刻度，混匀。按表 11-5 分别移取不同体积的标准溶液 A 于容量瓶中，用水稀释至刻度，混匀。

标准溶液 B(0.50 mg/L)：准确移取 0.25 mL 标准溶液 A，置于 100 mL 容量

瓶中,用水稀释至刻度,混匀。按表 11-6 分别移取不同体积的标准溶液 B 于容量瓶中,用水稀释至刻度,混匀。

表 11-5　标准工作溶液配制(高浓度)

项目	标准溶液 A 体积/mL					
	0.10	0.25	1.00	1.25	5.00	12.5
定容体积/mL	100	100	100	50.0	50.0	50.0
标准工作溶液浓度/(mg/L)	0.20	0.50	2.00	5.00	20.0	50.0

表 11-6　标准工作溶液配制(低浓度)

项目	标准溶液 B 体积/mL				
	1.00	2.00	4.00	20.0	40.0
定容体积/mL	100	100	100	100	100
标准工作溶液浓度/(mg/L)	0.005	0.01	0.02	0.10	0.20

⑦磷酸盐缓冲液(0.05 mol/L):称取 6.8 g 磷酸二氢钾(准确至 0.01 g),加水 800 mL 完全溶解后,用磷酸调节 pH 为 3.0,用水稀释至 1 L,用滤膜过滤后备用。

⑧一次性注射器:2 mL。

⑨滤膜:水相,0.45 μm 孔径。

⑩针式过滤器:有机相,0.45 μm 孔径。

⑪具塞刻度试管:50 mL。

3. 仪器与设备

①液相色谱仪:配有紫外检测器/二极管阵列检测器。

②pH 计:测量精度±0.02。

③分析天平:感量 0.000 1 g 和 0.01 g。

④溶剂过滤器。

4. 测定方法

(1)试样的制备　称取混合均匀的 15.00 g 原料乳样品(准确至 0.01 g),置于 50 mL 具塞刻度试管中,加入 30 mL 乙腈,剧烈振荡 6 min,加水定容至满刻度,充分混匀后静置 3 min,用一次性注射器吸取上清液,用针式过滤器过滤后,作为高效液相色谱分离用试样。

(2)高效液相色谱测定

①色谱条件。

a. 色谱柱:强阳离子交换色谱柱,SCX,250 mm×4.6 mm(内径),5 μm,或性能相当者。

注：宜在色谱柱前加保护柱（或预柱），以延长色谱柱使用寿命。

b. 流动相：磷酸盐缓冲溶液-乙腈（70＋30），混匀。

c. 流速：1.5 mL/min。

d. 柱温：室温。

e. 检测波长：240 nm。

f. 进样量：20 μL。

②液相色谱分析测定。

a. 仪器的准备。开机，用流动相平衡色谱柱，待基线稳定后开始进样。

b. 定性分析。依据保留时间一致性进行定性识别的方法。根据三聚氰胺标准物质的保留时间，确定样品中三聚氰胺的色谱峰（图 11-6、图 11-7）。必要时应采用其他方法进一步定性确证。

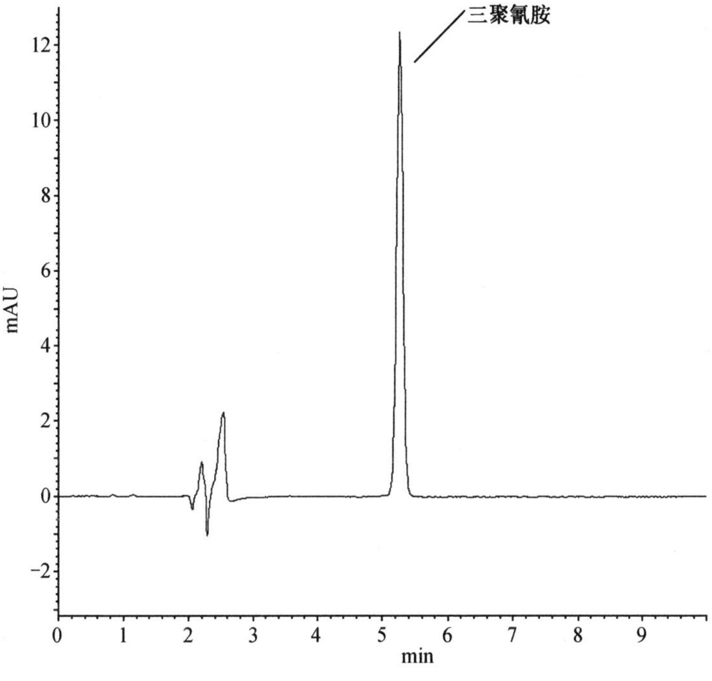

图 11-6　三聚氰胺标准样品色谱图（浓度 5.00 mg/kg）

c. 定量分析。校准方法为外标法。

d. 校准曲线制作。根据检测需要，使用标准工作溶液分别进样，以标准工作

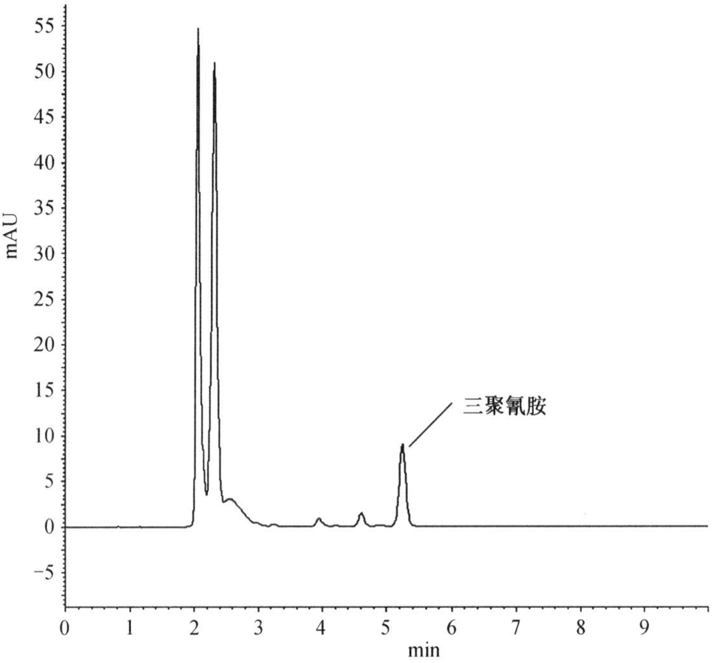

图 11-7　原料乳中添加三聚氰胺的色谱图(浓度 4.00 mg/kg)

溶液浓度为横坐标,以峰面积为纵坐标,绘制校准曲线。

e. 试样测定。使用不同试样分别进样,获得目标峰面积。根据校准曲线计算被测试样中三聚氰胺的含量(mg/kg)。

试样中待测三聚氰胺的相应值均应在方法线性范围内。

注:当试样中三聚氰胺的响应值超出方法的线性范围的上限时,可减少称样量再进行提取与测定。

5. 结果计算

按下式计算结果:

$$X = c \times \frac{V \times 1\ 000}{m \times 1\ 000}$$

式中,X—原料乳中三聚氰胺的含量,mg/kg;m—样品称量质量,g;c—从校准曲线得到的三聚氰胺溶液的浓度,mg/L;V—试样定容体积,mL。

在通常情况下,计算结果保留 3 位有效数字;结果在 0.1～1.0 mg/kg 时,保留 2 位有效数字;结果小于 0.1 mg/kg 时,保留 1 位有效数字。

(1)平行试验　按以上步骤,对同一样品进行平行试验测定。

(2)空白试验　除不称取样品外,均按上述步骤同时完成空白试验。

(3)说明　本方法的检测限为 0.05 mg/kg;本方法定量检测范围为 0.30～100.0 mg/kg。

在添加浓度 0.30～100.0 mg/kg 范围内,回收率在 93.0%～103.0%,相对标准偏差小于 10%。

当原料乳中三聚氰胺的含量大于 100.0 mg/kg 时,可减少称样量再进行提取与测定。

如果保留时间或柱压发生明显的变化,应检测离子交换色谱柱的柱效以保证检测结果的可靠性。

使用不同的离子交换色谱柱,其保留时间有较大的差异,应对色谱条件进行优化。

强阳离子交换色谱的流动相为酸性体系,每天结束实验时应以中性流动相冲洗仪器系统进行维护保养。

三、实验报告

根据检验结果,对检验样品的质量做出评定,写出实验报告。

实验十二　蛋与蛋制品的卫生检验

一、实验目的与要求

掌握蛋及蛋制品的感官检查和理化检验方法、原理及蛋与蛋制品的卫生评价。

二、实验内容与方法

(一)鲜蛋的卫生检验

1. 器材与试剂

照蛋器,气室测量规尺,酸度计,蛋质分析仪,游标卡尺,平皿,标本缸,食盐。

2. 鲜蛋的感官检查

鲜蛋的检验,要求逐个进行,但由于经营销售的环节多,数量大,往往来不及一一进行检验,故可采取抽样的方法进行检验。对长期冷藏的鲜鸡蛋、化学贮藏蛋,在贮存过程中也应经常进行抽检,发现问题及时处理。

(1)采样　采样数量在50件以内者,抽检2件;50～100件者,抽检4件;101～500件者,每增加50件增抽1件(所增不足50件者,按50件计);500件以上者,每增加100件增抽1件(所增不足100件者,按100件计)。

(2)感官检验

①操作方法。逐个拿出待检蛋,仔细观察其形态、大小、色泽、蛋壳的完整性和清洁度等情况,仔细检查蛋壳表面有无裂纹和破损;用手指摸蛋的表面和掂重,必要时可把蛋握在手中使其互相碰撞以听其响声;最后嗅检蛋壳表面有无异常气味。

②评定标准。

A. 新鲜蛋。蛋壳表面常有一层粉状物,蛋壳完整而清洁,无粪污、无斑点;蛋壳无凹凸而平滑,壳壁坚实,相碰时发清脆音而不发哑声;手感发沉。

B. 破蛋。裂纹蛋、硌窝蛋、流清蛋等。

a. 裂纹蛋:又称哑子蛋,鲜蛋受压或震动使蛋壳破裂而壳内膜未破,将蛋握在手中相碰发出哑声。

b. 硌窝蛋：鲜蛋受挤压或震动使蛋壳局部破裂凹下而壳内膜未破。

c. 流清蛋：鲜蛋受挤压或碰撞而破损，蛋壳和壳内膜破裂而蛋白液外流。

C. 陈旧蛋。蛋表皮有粉状物脱落，皮色乌灰或油亮，相碰时声音空洞，掂在手中有轻飘感。

D. 劣质蛋。在形态、色泽、清洁度、完整性等方面有一定的缺点。如腐败蛋外壳常呈乌灰色；受潮发霉蛋外壳多不洁，常有大理石样斑纹；经孵化或漂洗的蛋，外壳异常光滑，气孔较显露。腐败变质的蛋可嗅到腐败气味。

(3)灯光透视检验与打开蛋壳观察法

①原理。利用照蛋器的灯光来透视检样蛋，可观察蛋壳的状态、气室的大小、内容物的透光程度、蛋白的浓稠、蛋黄移动的阴影及蛋内有无污斑、黑点和异物等。

②操作方法。

a. 照蛋。检验是在暗室里或弱光的环境中进行，方法是将蛋的大头紧贴照蛋器的洞口上，使蛋的纵轴与照蛋器约呈 30°倾斜，先观察气室大小和内容物的透光程度，然后上下左右轻轻转动，根据蛋内容物移动情况来判断气室的状态和蛋黄、胚盘的稳定程度以及蛋内有无污斑、黑点和游动物等，同时观察蛋壳有无细小裂纹。

b. 气室测量。蛋在贮存过程中，由于蛋内水分不断蒸发，致使气室空间日益增大。因此，测定气室的高度，有助于判定蛋的新鲜程度。气室是用特制的气室测量规尺测量的。

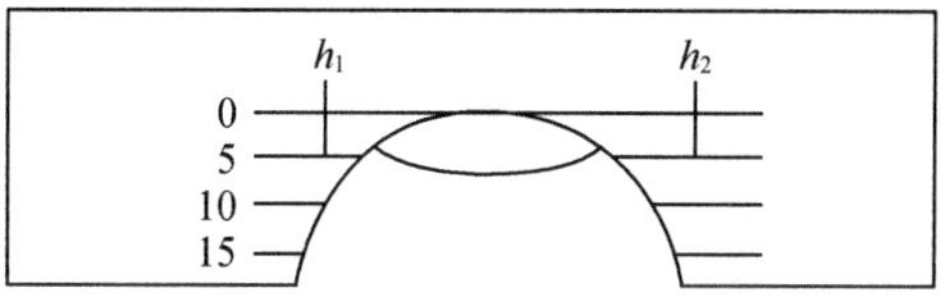

图 12-1　气室测定示意图

测量时，先将气室测量规尺固定在照蛋孔上缘，将蛋的大头端向上正直地嵌入半圆形的切口内，在照蛋的同时即可测出气室的高度。读取气室左右两端落在规尺刻线上的数值(即气室左、右边的高度，图 12-1)，按下式计算：

$$\text{气室高度}=\frac{\text{气室左边的高度}+\text{气室右边的高度}}{2}$$

判定标准如下。特级鲜蛋高度为 4 mm 以内；一级鲜蛋高度为 4～5 mm；二级鲜蛋高度为 10 mm 以内；三级鲜蛋高度为 11 mm 以上但不超过蛋长轴的 1/3；陈旧蛋高度为不超过蛋长轴的 1/3。

c. 打开蛋壳观察法。小心将蛋壳打开，轻轻倒在平皿上，仔细观察蛋黄、浓蛋白、稀蛋白、系带和胚珠等。

③评定标准。

A. 新鲜蛋。蛋壳清洁完整，灯光透视时，整个蛋呈橘黄色至橙红色，蛋黄不见或略见阴影，气室高度不超过 7 mm，打开后蛋黄凸起、完整、有韧性，蛋白澄清、透明、稀稠分明。无异味。

B. 普通蛋。内容物呈红黄色，蛋黄阴影清楚，能够转动，且位置上移，不再居于中央。气室高度 10 mm 以内，且能移动。

C. 可食蛋。因浓厚蛋白完全水解，蛋黄显见，易摇动，且上浮而接近蛋壳（靠黄蛋）。气室移动，高度达 10 mm 以上。

D. 次品蛋。热伤蛋、早期胚胎发育蛋、红贴壳蛋、轻度黑贴壳蛋、散黄蛋、轻度霉蛋等。

a. 热伤蛋。照蛋时可见胚珠增大，但无血管。

b. 早期胚胎发育蛋。照蛋时蛋黄上有黑影，气室较大。将蛋打开后，蛋黄边缘有血丝，蛋白稀薄。

c. 红贴壳蛋。照蛋时见气室增大，贴壳处呈红色。打开后蛋壳内壁可见蛋黄粘连痕迹，蛋黄与蛋白界限分明，无异味，蛋白变稀，系带松弛。因蛋黄密度小于蛋白，故蛋黄上浮，且靠边贴于蛋壳上。

d. 轻度黑贴壳蛋。照蛋时蛋黄贴壳部分呈黑色阴影，但黑色面积占整个蛋黄面积 1/2 以下，其余部分蛋黄仍呈深红色。打开后可见贴壳处有黄中带黑的粘连痕迹，蛋黄与蛋白界限分明，无异味。

e. 散黄蛋。照蛋时蛋黄不完整或呈不规则云雾状。打开后黄白相混，但无异味。

f. 轻度霉蛋。蛋壳外表稍有霉迹。照蛋时见壳膜内壁有霉点，打开后蛋液内无霉点，蛋黄蛋白分明，无异味。

E. 变质蛋。重度黑贴壳蛋、重度霉蛋、泻黄蛋、黑腐蛋、晚期胚胎发育蛋（孵化蛋）等。

a. 重度黑贴壳蛋。由轻度黑贴壳蛋发展而成。其粘贴着的黑色部分超过蛋黄面积 1/2 以上，蛋液有异味。

b. 重度霉蛋。外表霉迹明显。照蛋时见内部有较大黑点或黑斑。打开后蛋膜及蛋液内均有霉斑，蛋白液呈胶冻样霉变，并带有严重霉味。

c. 泻黄蛋。照蛋时黄白混杂不清，呈灰黄色。打开后蛋液呈灰黄色，稀、混浊，有不愉快气味。

d. 黑腐蛋。蛋壳呈乌灰色，甚至因蛋内产生的大量硫化氢气体而膨胀破裂。照蛋时全蛋不透光，呈灰黑色。打开后蛋黄、蛋白分不清，呈暗黄色、灰绿色或黑色水样，弥漫状，并有恶臭味或严重霉味。

e. 晚期胚胎发育蛋(孵化蛋)。照蛋时,在较大的胚胎周围有树枝状血丝、血点,或者已能观察到小雏的眼睛,或者已有成形的死雏。

3. 鲜蛋的理化检验

鲜蛋的理化检验指标包括蛋密度的测定、蛋黄指数的测定、哈夫单位的测定和蛋内容物 pH 的测定等。

(1)蛋密度的测定

①原理。鲜鸡蛋的平均密度为 1.084 5。蛋在贮存过程中,由于蛋内水分不断蒸发和 CO_2 的逸出,使蛋的气室逐渐增大,密度降低。所以测定蛋的密度,可推知蛋的新鲜程度。利用不同密度的盐水,观察蛋在其中沉浮情况,推知蛋的密度。

②操作方法。先把蛋放在密度 1.073(约含食盐 10%)的食盐水中,观察其沉浮情况。若沉入食盐水中,再移入密度 1.080(约含食盐 11%)的食盐水中,观察其沉浮情况;若在密度 1.073 的食盐水中漂浮,则移入密度 1.060(约含食盐 8%)的食盐水中,观察沉浮情况。

③判定标准。在密度 1.073 的食盐水中下沉的蛋,为新鲜蛋;移入密度 1.080 的食盐水中仍下沉的蛋,为最新鲜蛋。在密度 1.073 和 1.080 的食盐水中都悬浮不沉,而只在密度 1.060 食盐水中下沉的蛋介于新陈之间,为次鲜蛋;如在上述 3 种食盐水中都悬浮不沉,则为过陈蛋或腐败蛋。

(2)蛋黄指数的测定

①原理。蛋黄指数是蛋黄高度与蛋黄横径的比值。蛋越新鲜,蛋黄膜包得越紧,蛋黄指数就越高;反之,蛋黄指数就越低。蛋黄的品质及变化可作为蛋的品质及鲜度的指标。蛋黄指数代表蛋黄膜的强度大小,可用来判断蛋的新鲜度。

②操作方法。将被测蛋小心破壳,将蛋内容物放到在蛋质分析仪的水平玻璃测试台上,用蛋质分析仪的垂直测微器量取蛋黄最高点的高度,用游标卡尺量取蛋黄最宽的横径,测量时注意不要弄破蛋黄膜(本试验也可用蛋黄指数测定仪进行)。

③结果计算。蛋黄指数按下式计算:

$$\text{蛋黄指数}=\frac{\text{蛋黄高度(cm)}}{\text{蛋黄宽度(cm)}}$$

④判定标准。新鲜蛋,0.36~0.44;次鲜蛋,0.25~0.36;陈旧蛋,0.25 以下。

(3)哈夫单位的测定

①原理。哈夫单位系蛋白高度对蛋重的比例指数,即蛋白品质和蛋白高度的对数有直接的关系,以此来衡量蛋品质的好坏。哈夫单位愈高,表示蛋白黏稠度愈大,蛋的品质愈好。

②操作方法。先将蛋称重,然后把蛋打开倒在水平的玻璃台上。用蛋质分析

仪的垂直测微器测定浓蛋白最宽部位的高度，测定时将垂直测微器的轴慢慢地下降到和蛋白表面接触，读取读数，精确到 0.1 mm，依次选取 3 个点，测出 3 个高度值，取其平均数为蛋白高度。最后代入公式计算。

③结果计算。哈夫单位按下式计算：

$$\mathrm{Hu}=100\log(H-1.7W^{0.37}+7.6)$$

式中，Hu—哈夫单位；H—蛋白高度，mm；W—蛋的质量，g。

④判定标准。以 100 为最好，30 以下为最劣。

特级(AA)，哈夫单位在 72 以上；

甲级(A)，哈夫单位为 60～72；

乙级(B)，哈夫单位为 30～59；

丙级(C)，哈夫单位在 29 以下。

(4)蛋内容物 pH 测定

①原理。蛋在贮存过程中，由于蛋内 CO_2 向外逸出，加之蛋白质在微生物和自溶酶的作用下不断分解，产生氨及氨类化合物，使蛋内 pH 向碱性方向变化。因此，测定蛋白或全蛋的 pH 有助于蛋新鲜度的鉴定。

②操作方法。将蛋打开，取 1 份蛋白(全蛋或蛋黄)与 9 份蒸馏水混匀，用酸度计测定其 pH。

③判定标准。新鲜鸡蛋的 pH 为：蛋白 7.2～7.6；蛋黄 5.8～6.0，全蛋 6.5～6.8。

(二)蛋制品的卫生检验

蛋制品包括干蛋品、冰蛋品和再制蛋 3 类。再制蛋中最常见的是咸蛋和皮蛋。蛋制品检验包括感官检查和实验室检查。

1. 感官检查

(1)干蛋品　干蛋品包括全鸡蛋粉、巴氏消毒鸡全蛋粉、蛋黄粉和鸡蛋白片等。

①操作方法。主要检查干蛋品的形态、色泽、气味和杂质等项目。必要时借助放大镜检查杂质状况和过筛称量测定碎屑含量。

②感官指标。干蛋粉的感官检查指标见表 12-1。

(2)冰蛋品　冰蛋品包括冰全蛋、冰蛋白和冰蛋黄。

①操作方法。

a. 观察状态。用餐刀在产品的表面上用力压紧，冰冻良好的冰蛋品刀不能切入内部，即为冰冻坚硬。样品解冻后肉眼观察冰全蛋、冰蛋白全部为均匀液体，冰蛋黄为稠密均匀的膏状体。

表 12-1　蛋制品感官要求

项目	感官指标	检测方法
色泽	具有产品正常的色泽	取适量试样置于白色瓷盘中，在自然光下观察色泽和状态，尝其滋味，闻其气味
滋味、气味	具有产品正常的滋味、气味，无异味	
状态	具有产品正常的形状、形态，无酸败、霉变、生虫及其他危害食品安全的异物	

引自 GB 2749—2015《食品安全国家标准　蛋与蛋制品》。

b. 气味。在冰冻和融化后，分别以嗅觉检验，应具有本品应有的气味而无其他异味，必要时可结合下列试验。取 20.0 g 样品于 100 mL 烧杯中，加入 50 mL 沸水，趁热立即嗅其气味。

c. 色泽。解冻前先观察冷冻状态的色泽，解冻后将蛋液注入 50 mL 无色烧杯中，放在白纸上观察。

d. 杂质。取解冻后的蛋液 100 mL，置于白搪瓷盘中，缓缓加入清水 100～200 mL，使成稀释液，然后观察其有无杂质。尚有可疑杂质及未溶解的蛋块时，即用镊子取出，再将所余的清液倒入筛孔为 1 mm 的筛内，过滤，筛去残留杂质，用水冲洗 1 次，与以上所检出者一并用放大镜检查。

②感官指标。冰蛋品的感官检查指标见表 12-1。

(3)咸蛋

①操作方法。仔细观察咸蛋的包泥，除去蛋的灰泥，再观察蛋的外表、大小是否均匀。灯光透视检查时，重点观察气室的大小、内容物移动状态、蛋黄和蛋白的色泽和状态等。必要时打开蛋壳鉴别蛋的内容物，也可将蛋煮熟后观察其色泽、状态并品尝其滋味。

②感官指标。

a. 良质咸蛋。蛋的包泥松紧适度，无露白和凹凸不平现象。蛋壳完整，无裂纹和发霉现象，轻微摇动时有轻微水荡声。灯光透视时，蛋白透明，蛋黄缩小。打开蛋壳，可见蛋白稀薄，浓厚蛋白层消失；蛋黄呈红色或淡红色，浓缩，黏度增强但不硬固。煮熟后，蛋白白嫩，咸味适度，蛋黄一般有两圈，外圈淡黄色，内圈金黄色，富有油露。食用时有沙感，有咸蛋固有的香味。

b. 次质咸蛋。灯光透视，蛋清尚清晰透明，蛋黄凝结后呈现黑色。打开后蛋清清晰或为白色水样，蛋黄发黑黏固，略有异味。煮熟后蛋清略带灰色，蛋黄变黑，有轻度的异味。

c. 劣质咸蛋。灯光透视，蛋清混浊，蛋黄变黑，转动蛋时蛋黄黏滞，更低劣者，蛋清蛋黄都发黑或全部融解成水样。打开蛋清混浊，蛋黄大部分溶化，蛋清蛋黄全部呈黑色，有恶臭味。煮熟后蛋清灰暗或黄色，蛋黄变黑或散成糊状，严重者全部呈黑色，有臭味。

(4)皮蛋

①操作方法。先仔细观察皮蛋外观(包泥，形态)有无发霉、破损，也可用手掂动，感觉其弹性，或握蛋摇晃听其声音，检验时注意颤动及响水声。皮蛋刮泥后，观察蛋壳的完整性。灯光透视观察蛋内颜色、凝固状态、气室大小等，然后剥开蛋壳，注意蛋体的完整性，检查有无铅斑、霉斑、异物、松花花纹。剖开后，检查蛋白的透明度、色泽、弹性、气味、滋味，检查蛋黄的形态、色泽、气味、滋味。

②感官指标。

a. 良质皮蛋。外表泥状包料完整、无霉斑，有弹性感，摇晃时无动荡声，蛋壳无裂纹。灯光透视全蛋呈玳瑁色，蛋内容物凝固不动，气室较小。打开蛋壳，整个蛋凝固、不粘壳、清洁而有弹性，呈半透明的青褐、棕褐或棕黄色，有松花样纹理。将蛋纵剖可见蛋黄呈浅褐色或浅黄色，中心较稀，咸味适中，清凉爽口，具有皮蛋应有的滋味和气味，无异味。

b. 劣质皮蛋。包料破损不全或发霉，剥去包料后，蛋壳有斑点或破漏现象，有的内容物已被污染，摇晃后有水荡声或感觉轻飘。灯光透视，蛋内容物不凝固，呈水样，气室很大。打开蛋壳，蛋清黏滑，蛋黄呈灰色糊状，严重者大部或全部液化呈黑色。有刺鼻恶臭或霉味。

2. 理化检验

(1)皮蛋 pH 的测定

①原理。溶液中氢离子与玻璃电极的膜电位呈一定的函数变化关系，可直接从酸度计上读取被测溶液的 pH。

②器材和试剂。同实验六肉品新鲜度的综合检验。

③操作方法。将 5 个皮蛋洗净、去壳。按 2∶1 的比例加入皮蛋和水，在组织捣碎机中捣成匀浆。称取 15.0 g 匀浆(相当于 10.0 g 样品)，加水搅匀，稀释至 150 mL，用双层纱布过滤，量取 50 mL，测 pH。

④判定标准。皮蛋 pH≥9.5。

(2)皮蛋总碱度的测定

①原理。总碱度是指样品灰分中能与强酸(如盐酸、硫酸等)相互作用的所有物质的含量(以氢氧化钠计)，样品经消化后，用过量的酸处理其中的碱，然后用氢氧化钠标准溶液滴定剩余的酸。按 100.0 g 皮蛋消耗盐酸(1.0 mol/L)量计算被检皮蛋的总碱度。

②器材和试剂。

a. 高速组织捣碎机；马弗炉(高温炉)及坩埚；恒温水浴锅；表面皿；电炉；碱式滴定管。

b. 氢氧化钠标准滴定溶液(0.1 mol/L)。

c. 盐酸标准滴定溶液(0.1 mol/L)。

d. 氯化钙溶液(400 g/L)：称取无水氯化钙 40.0 g，溶于 100 mL 水中，加酚酞指示液 3 滴，用盐酸(0.1 mol/L)中和后过滤备用。

e. 酚酞指示剂(10 g/L)：称取 1.0 g 酚酞，加少量乙醇溶解并稀释至 100 mL。

③操作方法。称取 10.0 g 或 15.0 g 制备的皮蛋匀浆，置于坩埚中，先于 120 ℃加热 3 h，再以小火炭化至无烟，再置马弗炉中于 550 ℃灰化 1～2 h，取出放冷(如灰化不完全，加 2 mL 水，用玻璃棒搅碎，置水浴上蒸干，再灰化 1 h)。用热水将灰成分洗于烧杯中，充分洗涤坩埚，洗液并入烧杯中，加入 50.0 mL 盐酸标准溶液(0.10 mol/L)，烧杯上盖以表面皿，小心加热煮沸至微沸 5 min，放冷。加 30 mL 氯化钙溶液(400 g/L)及酚酞指示液 10 滴，以氢氧化钠标准滴定溶液(0.10 mol/L)滴定至溶液初现微红色，0.5 min 不褪色为终点。

④结果计算。样品中的总碱度按下式计算：

$$X=\frac{(c_1\times V_1-c_2\times V_2)\times 40}{m}\times 100$$

式中，X—样品中的总碱度(以氢氧化钠计)，mg/100 g；c_1—盐酸标准滴定溶液的实际浓度，mol/L；c_2—氢氧化钠标准滴定溶液的实际浓度，mol/L；V_1—加入盐酸标准滴定溶液的体积，mL；V_2—样品消耗氢氧化钠标准滴定溶液的体积，mL；m—样品质量，g；40—与 1.0 mL 盐酸标准滴定溶液相当的氢氧化钠的质量，mg。

(3)皮蛋中铅的测定　采用石墨炉原子吸收光谱法，参见实验五　动物性食品中有害化学物质的测定。判定标准按照 GB 2762—2022《食品安全国家标准　食品中污染物限量》中的规定，限量以 Pb 计，≤0.2 mg/kg。

(4)冰蛋和蛋粉游离脂肪酸的测定

①原理。将蛋中油脂用三氯甲烷提取后，以乙醇钠标准滴定溶液滴定，测定其游离脂肪酸含量(以油酸计)。

②器材和试剂。蒸馏装置；中性三氯甲烷；酚酞指示液；酚酞乙醇溶液(10 g/L)。

乙醇钠标准滴定溶液(0.05 mol/L)：量取 800 mL 无水乙醇，置于锥形瓶中，将 1.0 g 金属钠切成碎片，分次加入无水乙醇中，待作用完毕后，摇匀，密塞，静置过夜。将澄清液倾入棕色瓶中，并按下述方法标定。

准确称取约 0.2 g 在 105～110 ℃干燥至恒量的基准邻苯二甲酸氢钾，加 50 mL 新煮沸过的冷水，振摇使溶解，加 3 滴酚酞指示液，用上述配制乙醇钠溶液滴定至初现粉红色，0.5 min 不褪色为止，同时做试剂空白试验。按下式计算：

$$c=\frac{m}{(V_1-V_2)\times 0.204\ 22}$$

式中，c—乙醇钠标准溶液的实际浓度，mol/L；m—邻苯二甲酸氢钾的质量，g；V_1—邻苯二甲酸氢钾消耗乙醇钠溶液的体积，mL；V_2—试剂空白消耗乙醇钠溶液的体积，mL；0.204 22—1.00 mL 乙醇钠标准滴定溶液（1.000 mol/L）相当邻苯二甲酸氢钾的质量，g。

③操作方法。将测定脂肪后所得干燥浸出物，以 30 mL 中性三氯甲烷溶解，加 3 滴酚酞指示液，用乙醇钠标准滴定溶液（0.05 mol/L）滴定，至溶液呈现粉红色，0.5 min 不褪色为终点。

④结果计算。试样中游离脂肪酸的含量按下式计算：

$$X=\frac{V\times c\times 0.282\ 0}{m}\times 100\%$$

式中，X—样品中游离脂肪酸的含量（以油酸计），g/100 g；V—样品消耗乙醇钠标准滴定溶液的体积，mL；c—乙醇钠标准滴定溶液的实际浓度，mol/L；m—测定脂肪时所得干燥浸出物的质量，g；0.282 0—1.00 mL 乙醇钠标准滴定溶液相当于油酸质量，g。

⑤注意事项。

a. 配制乙醇钠溶液时，钠与乙醇作用放出氢气，故应远离火源。金属钠与切下的表面碎片应放回原煤油液中保存，切勿接触水，以免着火。配制时戴上眼镜与手套做好防护。

b. 上述方法为甲法，也可通过测定酸价，间接测定游离脂肪酸：

$$游离脂肪酸（以油酸计）= 酸价 \times 0.503$$

式中，酸价—蛋品中 1 g 油脂所含游离脂肪酸所需氢氧化钾的毫克数；0.503—经验值。

⑥评定标准。巴氏杀菌冰全蛋、冰蛋黄≤4.0%；巴氏杀菌全蛋粉、蛋黄粉≤4.5%。

三、实 验 报 告

根据检测结果，对检验样品的卫生质量进行综合判定，写出实验报告。

实验十三　鲜鱼的卫生检验

一、实验目的与要求

了解和掌握鲜鱼感官和理化检验方法及其卫生评定。重点掌握鲜鱼的感官检验方法及鉴定标准。

二、实验内容与方法

(一)鲜鱼的感官检验

1. 器材

搪瓷盘,剪刀,竹签,剪刀等。

2. 检验方法

鲜鱼的感官检查须遵循一定的方法和次序。首先观察眼角膜透明度、眼球凸陷状况,眼球周围是否有发红现象。再揭开鳃盖,观察鳃片色泽及黏液性状,并嗅其气味。观察体表黏液性状及气味。用手掌托住鱼体上举,观察是否挺直、水平或下垂,然后用手指按压鱼体背侧肌肉最厚处,触其硬度和弹性。观察鱼鳞的色泽、完整状况,以及是否易剥离;注意肛门周围有无污染,肛门是否凸出。直接嗅闻鱼体表、鳃、肌肉或内脏的气味,也可用竹签刺入肌肉深层,拔出后立即嗅闻。最后用剪刀从腹部一侧切开体表,使全部内脏暴露,检查内脏有无溶解吸收及胆汁印染现象,然后横断脊柱,观察有无脊柱旁红染现象。

3. 感官指标

感官指标应符合 GB 2733—2015《食品安全国家标准　鲜、冻动物性水产品》的规定,具有其应有的色泽、气味、无异味,具有正常的组织状态,肌肉紧密、有弹性。

(二)鲜鱼肉中挥发性盐基氮的测定

参见实验六肉品新鲜度的综合检验。

评定标准:淡水鱼≤20 mg/100 g;海水鱼≤30 mg/100 g。

注：不适用于活体水产品。

(三)鲜鱼肉中汞的测定

鲜鱼肉中汞总量的测定，采用冷原子吸收法 GB/T 5009.17—2021《食品安全国家标准　食品中总汞及有机汞的测定》第二法。参见实验五动物性食品中有害化学物质的检验。

(四)三甲胺的测定

鱼肉中三甲胺的测定，参见实验七　肉制品的卫生检验。

(五)组胺的测定

组胺的测定按照 GB 5009.208—2016《食品安全国家标准　食品中生物胺的测定》第二法分光光度法测定。

1. 原理

以三氯乙酸为提取溶液，振摇提取，经正戊醇萃取净化，组胺与偶氮试剂发生显色反应后，分光光度计检测，外标法定量。

2. 器材与试剂

注：除非另有说明，本方法所用试剂均为分析纯，水为 GB/T 6682—2008《分析实验室用水规格和试验方法》规定的一级水。

①分光光度计；电热恒温干燥箱。

②磷酸组胺（$C_5H_9N_3 \cdot 2H_3PO_4$）。

③正戊醇（$C_5H_{12}O$）。

④三氯乙酸（$C_2HCl_3O_2$）。

⑤碳酸钠（Na_2CO_3）。

⑥氢氧化钠（NaOH）。

⑦盐酸（HCl，37%）。

⑧对硝基苯胺（$C_6H_6N_2O_2$）。

⑨亚硝酸钠（$NaNO_2$）。

⑩磷酸组胺标准溶液（1.0 mg/mL）：准确称取 0.276 7 g 于（100±5）℃干燥 2 h 的磷酸组胺，用适量水溶解后移至 100 mL 容量瓶中，定容至刻度。置−20 ℃冰箱储存。保存期为 6 个月。

⑪磷酸组胺标准使用液（20.0 μg/mL）：吸取 1.0 mL 磷酸组胺标准溶液，置于 50 mL 容量瓶中，加水定容至刻度。临用现配。

⑫三氯乙酸溶液（100 g/L）：称取 50.0 g 三氯乙酸，用适量水溶解后移至 500 mL 容量瓶中，定容至刻度。保存期为 6 个月。

⑬碳酸钠溶液(50 g/L):称取 5.0 g 碳酸钠于 100 mL 烧杯中,用适量水溶解后移至 100 mL 容量瓶中,定容至刻度。保存期为 6 个月。

⑭氢氧化钠溶液(250 g/L):称取 25.0 g 氢氧化钠,用适量水溶解后移至 100 mL 容量瓶中,定容至刻度。保存期为 3 个月。

⑮盐酸溶液(1+11):吸取 5 mL 盐酸于 100 mL 烧杯中,加水 55 mL,混匀。保存期为 6 个月。

⑯偶氮试剂:甲液(对硝基苯胺),称取 0.5 g 对硝基苯胺,加 5 mL 盐酸溶液溶解后,再加水稀释至 200 mL,置冰箱中,临用现配。乙液(亚硝酸钠溶液),称取 0.5 g 亚硝酸钠,加入 100 mL 水溶解混匀,临用现配。吸取 5 mL 甲液,40 mL 乙液混合即为偶氮试剂,临用现配。

3. 操作方法

(1)样品处理　准确称取已经绞碎均匀的试样 10 g(精确至 0.01 g),置于 100 mL 具塞锥形瓶中,加入 20 mL 三氯乙酸溶液(100 g/L),浸泡 2～3 h,振荡 2 min 混匀,滤纸过滤。准确吸取 2.0 mL 滤液于分液漏斗中,逐滴加氢氧化钠溶液(250 g/L)调节 pH 在 10～12 之间,每次加入 3 mL 正戊醇,振摇 5 min,提取 3 次,合并正戊醇提取液于 10 mL 刻度试管中,并用正戊醇稀释至刻度 10.0 mL。吸取 2 mL 正戊醇提取液于分液漏斗中,每次加 3 mL 盐酸(1+11)振摇提取 3 次,合并盐酸提取液于 10 mL 刻度试管中,并用盐酸溶液稀释至 10 mL。备用。

(2)样品测定　吸取 2.0 mL 盐酸提取液于 10 mL 比色管中,另吸取 0 mL、0.20 mL、0.40 mL、0.60 mL、0.80 mL、1.0 mL 组胺标准使用液(相当于 0 μg、4 μg、8 μg、12 μg、16 μg、20 μg 组胺),分别置于 10 mL 比色管中,加水至 1 mL,再各加 1 mL 盐酸(1+11),样品与标准管各加 3 mL 碳酸钠溶液(50 g/L),3 mL 偶氮试剂,加水至刻度,混匀,放置 10 min 后,用 1 cm 比色杯以零管调节零点,于 480 nm 波长处测吸光度,绘制标准曲线,比较定量。

4. 结果计算

试样中组胺的含量按下式计算:

$$X=\frac{A\times V\times 10\times 10}{m\times 2\times 2\times 2}\times\frac{100}{1\ 000}$$

式中,X—样品中组胺的含量,mg/100 g;V—加入三氯乙酸溶液(100 g/L)的体积,mL;A—试样组胺的吸光度值对应的组胺质量,μg;m—样品质量,g;10—第一个是正戊醇提取液的体积,mL;第二个是盐酸提取液的体积,mL;2—第一个是三氯乙酸提取液的体积,mL;第二个是正戊醇提取液的体积,mL;第三个是盐酸提取液的体积,mL;100—换算系数;1 000—换算系数。

5. 判定标准

GB 2733—2015《食品安全国家标准　鲜、冻动物性水产品》中规定，高组胺鱼(鲐鱼、金枪鱼、沙丁鱼等)≤40 mg/100 g；其他海水鱼≤20 mg/100 g。

三、实 验 报 告

根据感官检验和理化检验结果，对鲜鱼的新鲜度及卫生质量做出判定。

实验十四　屠宰污水中溶解氧和生化需氧量的测定

一、实验目的与要求

参考国家标准，需掌握屠宰污水中溶解氧和生化需氧量的测定原理和方法。

二、实验内容与方法

(一)溶解氧测定

按 GB 7489—87《水质　溶解氧的测定　碘量法》规定，测定方法可采用碘量法。

1. 原理

在碱性溶液中加入硫酸锰，生成氢氧化锰，水中溶解氧将其氧化为锰酸或锰酸锰。经硫酸酸化后与碘化钾作用提取出游离碘，然后用硫代硫酸钠标准溶液滴定，反应过程如下：

$$MnSO_4 + 2NaOH \longrightarrow \underset{\text{白色}}{Mn(OH)_2} \downarrow + Na_2SO_4$$

$$2Mn(OH)_2 \downarrow + O_2 \longrightarrow \underset{\text{棕色}}{2H_2MnO_3} \downarrow$$

$$H_2MnO_3 \downarrow + Mn(OH)_2 \longrightarrow \underset{\text{棕色}}{MnMnO_3} \downarrow + 2H_2O$$

如水中没有溶解氧，则生成的沉淀仍为白色，在这种情况下便无须继续测定，如溶解氧很少则沉淀为浅棕色，溶解氧很多则沉淀为深棕色。

$$MnMnO_3 \downarrow + 3H_2SO_4 + 2KI \longrightarrow 2MnSO_4 + I_2 + 3H_2O + K_2SO_4$$

$$I_2 + 2Na_2S_2O_3 \longrightarrow 2NaI + Na_2S_4O_6$$

经酸化后，已经化合的溶解氧使其氧化而析出碘，溶解氧越多则析出的碘也越多，溶液的颜色就越深。最后用移液管移取一定量反应完毕的水样，以淀粉作为指示剂，用硫代硫酸钠标准溶液滴定，计算出水样中溶解氧的含量。

水中有 Fe^{3+}、Fe^{2+}、NO^{-}、S^{2-}、SO_2^{2-} 和有机物严重污染对本法有干扰。

2. 器材与试剂

①硫酸溶液：$c(1/2H_2SO_4)=2$ mol/L。

②碱性碘化物-叠氮化物试剂：将 35 g 的氢氧化钠（或 50 g 的氢氧化钾）和 30 g 碘化钾（或 27 g 碘化钠）溶解在大约 50 mL 水中。单独将 1 g 的叠氮化钠（NaN_3）溶于几毫升水中。将上述两种溶液混合并稀释至 100 mL，溶液储存于细口棕色瓶中。经稀释和酸化后，在有指示剂存在时，本试剂应无色。

③无水二价硫酸锰溶液：340 g/L（或一水硫酸锰溶液 380 g/L）。

④碘酸钾 $c(1/6\ KIO_3)=10$ mmol/L 标准溶液：在 180 ℃干燥数克碘酸钾称量（3.567±0.003）g 溶解在水中并稀释到 1 000 mL。将上述溶液吸取 100 mL 移入 1 000 mL 容量瓶中，用水稀释至标线。

⑤硫代硫酸钠标准溶液 $c(Na_2S_2O_3)\approx 10$ mmol：将 2.5 g 五水硫代硫酸钠溶解于新煮沸并冷却的水中，再加 0.4 g 氢氧化钠，并稀释至 1 000 mL。溶液储存于深色玻璃瓶中，每日标定一次，标定方法如下。

标定：在锥形瓶中用 100～150 mL 的水溶解约 0.5 g 的碘化钾或碘化钠（KI 或 NaI），加入 5 mL 2 mol/L 的硫酸溶液，混合均匀，加 20.00 mL 标准碘酸钾溶液，稀释至约 200 mL，立即用硫代硫酸钠溶液滴定释放出的碘，当接近滴定终点时，溶液呈浅黄色，加指示剂，再滴定至完全无色。

硫代硫酸钠浓度（c，mmol/L）按下式求出：

$$c=\frac{6\times 20\times 1.66}{V}$$

式中，V—硫代硫酸钠溶液滴定量，mL。

⑥淀粉：新配制 10 g/L 溶液。

⑦酚酞乙醇溶液：1 g/L。

⑧碘溶液（约 0.005 mol/L 溶液）：溶解 4～5 g 的碘化钾或碘化钠于少量水中，加约 130 mg 的碘，待碘溶解后稀释至 100 mL。

⑨除常用试验室设备外，还有容量为 250～300 mL 之间的细口玻璃瓶，校准至 1 mL，具塞温克勒瓶或任何其他适合的细口瓶，瓶肩最好是直的。每一个瓶和盖要有相同的号码。用称量法来测定每个细口瓶的体积。

3. 测定步骤

①样品的采集：除非还要进行其他处理，样品应采集在细口瓶中，试样充满整个细口瓶，避免曝气充氧，测定就在瓶内进行。

②溶解氧的固定：取样之后，最好在现场立即向盛有样品的细口瓶中加 1 mL 二价硫酸锰溶液和 2 mL 碱性试剂。使用细尖头的移液管，将试剂加到液面以下，小心盖上塞子，避免把空气泡带入。将细口瓶上下颠倒转动几次，使瓶内的成分充分混合，静置沉淀最少 5 min，然后再重新颠倒混合，保证混合均匀。将细口瓶送至实验室。

③游离碘：确保所形成的沉淀物已沉降在细口瓶下 1/3 部分。慢速加入 1.5 mL 硫酸溶液或相应体积的磷酸溶液，盖上细口瓶盖，摇动瓶子，要求瓶中沉淀物完全溶解，并且碘已均匀分布。（若直接在细口瓶进行滴定，小心地虹吸出上部分相当于所加酸溶液容积的澄清液，而不扰动底部沉淀物。）

④滴定：将细口瓶内的组分或其部分组分体积（V_1）转移到锥形瓶内。用硫代硫酸钠滴定，在接近滴定终点时，加淀粉溶液或其他合适的指示剂。

4. 结果计算

溶解氧含量 c_1（mg/L）按下式计算

$$c_1=\frac{MrV_2cf_1}{4V_1}$$

式中，Mr—氧的分子量，32；V_1—滴定时样品的体积，mL，一般取 100 mL，若滴定细口瓶内试样，细口瓶容积为 V_0，则 $V_0=V_1$；V_2—滴定样品时消耗硫代硫酸钠溶液的体积，mL；c—硫代硫酸钠溶液的实际浓度，mol/L。

f_1 按下式计算：

$$f_1=\frac{V_0}{V_0-V'}$$

式中，V_0—细口瓶的容积，mL；V'—二价硫酸锰溶液（1 mL）和碱性试剂（2 mL）体积的总和。

溶解氧含量计算结果取 1 位小数。

（二）生化需氧量的测定

水质五日生化需氧量（BOD_5）的测定可采用稀释与接种法 HJ 505—2009《水质　五日生化需氧量（BOD_5）的测定　稀释与接种法》。

1. 原理

生化需氧量是指在规定的条件下，微生物分解水中的某些可氧化的物质，特别是分解有机物的生物化学过程消耗的溶解氧。通常情况下是指水样充满完全密闭的溶解氧瓶中，在（20±1）℃的暗处培养 5 d±4 h 或（2+5）d±4 h[先在 0～4 ℃的暗处培养 2 d，接着在（20±1）℃的暗处培养 5 d，即培养（2+5）d]，分别测定培养前后水样中溶解氧的质量浓度，由培养前后溶解氧的质量浓度之差，计算每升样品消耗的溶解氧量，以 BOD_5 形式表示。

在实际测定时，只有某些天然水中溶解氧接近饱和，BOD_5 小于 4 mg/L，可以直接培养测定。若样品中的有机物含量较多，BOD_5 的质量浓度大于 6 mg/L，样品需适当稀释后测定，稀释的目的是降低水样中的有机物的浓度，使整个分解过程在有足够溶解氧的条件下进行，稀释浓度一般以经过 5 d 培养后，消耗的溶解氧占原有溶解氧的 40%～70%为宜；对不含或含微生物少的工业废水，如酸性废水、碱性废水、高温废水、冷冻保存的废水或经过氯化处理等的废水，在测定 BOD_5 时应进行接种，以引进能分解废水中有机物的微生物。当废水中存在难以被一般生活污水中的微生物以正常的速度降解的有机物或含有剧毒物质时，应将驯化后的微生物引入水样中进行接种。

2. 试剂和材料

本方法所用试剂除非另有说明，分析时均使用符合国家标准的分析纯化学试剂。

①水：实验用水为符合 GB/T 6682—2008《分析实验室用水规格和试验方法》规定的三级蒸馏水，且水中铜离子的质量浓度不超过 0.01 mg/L，不含有氯或氯胺等物质。

②接种液的配制：按接种微生物使用说明书的要求操作。

③磷酸盐缓冲溶液：称取 8.5 g 磷酸二氢钾（KH_2PO_4）、21.8 g 磷酸氢二钾（K_2HPO_4）、33.4 g 七水合磷酸氢二钠（$Na_2HPO_4 \cdot 7H_2O$）和 1.7 g 氯化铵（NH_4Cl），溶于 500 mL 水中，稀释到 1 000 mL，此溶液在 0～4 ℃可稳定保存 6 个月。此溶液的 pH 应为 7.2。

④硫酸镁溶液（$MgSO_4$，11.0 g/L）：称取 22.5 g 七水合硫酸镁（$MgSO_4 \cdot 7H_2O$），溶于水中，稀释到 1 000 mL。此溶液在 0～4 ℃可稳定保存 6 个月，若发现任何沉淀或微生物生长应弃去。

⑤氯化钙溶液（$CaCl_2$，27.6 g/L）：称取 27.5 g 无水氯化钙（$CaCl_2$），溶于水中，稀释到 1 000 mL。此溶液在 0～4 ℃可稳定保存 6 个月，若发现任何沉淀或微生物生长应弃去。

⑥三氯化铁溶液（$FeCl_3$，0.15 g/L）：称取 0.25 g 六水合三氯化铁（$FeCl_3 \cdot 6H_2O$），溶于水中，稀释到 1 000 mL。此溶液在 0～4 ℃可稳定保存 6 个月，若发现任何沉淀或微生物生长应弃去。

⑦稀释水：在 5～20 L 的玻璃瓶中加入一定量的水，控制水温在（20±1）℃，用曝气装置至少曝气 1 h，使稀释水中的溶解氧达到 8 mg/L 及以上。使用前每升水中加入上述四种盐溶液（③～⑥）各 1 mL，混匀，20 ℃保存。在曝气的过程中防止

污染，特别是防止带入有机物、金属、氧化物或还原物。

稀释水中氧的质量浓度不能过饱和，使用前需开口放置 1 h，且应在 24 h 内使用。剩余的稀释水应弃去。

⑧接种稀释水：根据接种液的来源不同，每升稀释水中加入适量接种液（城市生活污水和污水处理厂出水加 1～10 mL，河水或湖水加 10～100 mL），将接种稀释水存放在(20±1)℃的环境中，当天配制当天使用。接种的稀释水 pH 为 7.2，BOD_5 应小于 1.5 mg/L。

⑨盐酸溶液（HCl，0.5 mol/L）：量取 40 mL 浓盐酸，溶于水中，稀释至 1 000 mL。

⑩氢氧化钠溶液（NaOH，0.5 mol/L）：称取 20 g 氢氧化钠，溶于水中，稀释至 1 000 mL。

⑪亚硫酸钠溶液（Na_2SO_3，0.025 mol/L）：称取 1.575 g 亚硫酸钠（Na_2SO_3），溶于水中，稀释至 1 000 mL。此溶液不稳定，需现用现配。

⑫葡萄糖-谷氨酸标准溶液：将葡萄糖（$C_6H_{12}O_6$，优级纯）和谷氨酸（HOOC-CH_2-CH_2-$CHNH_2$-COOH，优级纯）在 130 ℃干燥 1 h，各称取 150.0 mg，溶于水中，在 1 000 mL 容量瓶中稀释至标线。此溶液的 BOD_5 为(210±20)mg/L，现用现配。该溶液也可少量冷冻保存，融化后立刻使用。

⑬丙烯基硫脲硝化抑制剂（$C_4H_8N_2S$，1.0 g/L）：溶解 0.2 g 丙烯基硫脲（$C_4H_8N_2S$）于 200 mL 水中混合，4 ℃保存，此溶液可稳定保存 14 d。

⑭乙酸溶液(1+1)。

⑮碘化钾溶液（KI，100 g/L）：将 10.0 g 碘化钾（KI）溶于水中，稀释至 100 mL。

⑯淀粉溶液(5 g/L)：将 0.5 g 淀粉溶于水中，稀释至 100 mL。

3. 仪器和设备

本方法除非另有说明，分析时均使用符合国家 A 级标准的玻璃量器。本方法使用的玻璃仪器须清洁、无毒性、不含有可生物降解的物质。

①滤膜：孔径为 1.6 μm。

②溶解氧瓶：带水封装置，容积 250～300 mL。

③稀释容器：1 000～2 000 mL 的量筒或容量瓶。

④虹吸管：供分取水样或添加稀释水。

⑤溶解氧测定仪。

⑥冷藏箱：0～4 ℃。

⑦冰箱：有冷冻和冷藏功能。

⑧带风扇的恒温培养箱：(20±1)℃。

⑨曝气装置：多通道空气泵或其他曝气装置；曝气可能带来有机物、氧化剂和金属，导致空气污染，如有污染，空气应过滤清洗。

4. 样品制备

(1)样品采集与保存　采集的样品应充满并密封于棕色玻璃瓶中，样品量不小于 1 000 mL，在 0～4 ℃的暗处运输和保存，并于 24 h 内尽快分析。24 h 内不能分析，可冷冻保存(冷冻保存时避免样品瓶破裂)，冷冻样品分析前需解冻、均质化和接种。

(2)样品的前处理

①pH 调节。若样品或稀释后样品 pH 不在 6～8，应用盐酸溶液或氢氧化钠溶液调节其 pH 为 6～8。

②余氯和结合氯的去除。若样品中含有少量余氯，一般在采样后放置 1～2 h，游离氯即可消失。对在短时间内不能消失的余氯，可加入适量亚硫酸钠溶液去除样品中存在的余氯和结合氯，加入的亚硫酸钠溶液的量由下述方法确定。

取已中和好的水样 100 mL，加入乙酸溶液 10 mL、碘化钾溶液 1 mL，混匀，暗处静置 5 min。用亚硫酸钠溶液滴定析出的碘至淡黄色，加入 1 mL 淀粉溶液呈蓝色。再继续滴定至蓝色刚刚褪去，即为终点，记录所用亚硫酸钠溶液体积，由亚硫酸钠溶液消耗的体积，计算出水样中应加亚硫酸钠溶液的体积。

③样品均质化。含有大量颗粒物、需要较大稀释倍数的样品或经冷冻保存的样品，测定前均需将样品搅拌均匀。

④样品中有藻类。若样品中有大量藻类存在，BOD_5 的测定结果会偏高。当分析结果精度要求较高时，测定前应用滤孔为 1.6 μm 的滤膜过滤，检测报告中注明滤膜滤孔的大小。

⑤含盐量低的样品。若样品含盐量低，非稀释样品的电导率小于 125 μS/cm 时，需加入适量相同体积的四种盐溶液[见本试验 2. 试剂和材料：③～⑥]，使样品的电导率大于 125 μS/cm。每升样品中至少需加入各种盐的体积 V 按下式计算：

$$V=\frac{\Delta K-12.8}{113.6}$$

式中，V—需加入各种盐的体积，mL；ΔK—样品需要提高的电导率值，μS/cm。

5. 测定步骤

(1)非稀释法　非稀释法分为两种情况：非稀释法和非稀释接种法。

如样品中的有机物含量较少，BOD_5 的质量浓度不大于 6 mg/L，且样品中有足够的微生物，用非稀释法测定。若样品中的有机物含量较少，BOD_5 的质量浓度不大于 6 mg/L，但样品中无足够的微生物，如酸性废水、碱性废水、高温废水、冷冻保存的废水或经过氯化处理等的废水，采用非稀释接种法测定。

①试样的准备。

A. 待测试样。测定前待测试样的温度达到(20±2)℃，若样品中溶解氧浓度低，需要用曝气装置曝气 15 min，充分振摇赶走样品中残留的空气泡；若样品中氧过饱和，将容器 2/3 体积充满样品，用力振荡赶出过饱和氧，然后根据试样中微生物含量情况确定测定方法。非稀释法可直接取样测定；非稀释接种法，每升试样中加入适量的接种液，待测定。若试样中含有硝化细菌，有可能发生硝化反应，需在每升试样中加入 2 mL 丙烯基硫脲硝化抑制剂。

B. 空白试样。非稀释接种法，每升稀释水中加入与试样中相同量的接种液作为空白试样，需要时每升试样中加入 2 mL 丙烯基硫脲硝化抑制剂。

②试样的测定。碘量法测定试样中的溶解氧。将试样充满两个溶解氧瓶中，使试样少量溢出，防止试样中的溶解氧质量浓度改变，使瓶中存在的气泡靠瓶壁排出。将一瓶盖盖上，加上水封，在瓶盖外罩上一个密封罩，防止培养期间水封水蒸发干，在恒温培养箱中培养 5d±4 h 或(2+5)d±4 h 后测定试样中溶解氧的质量浓度。另一瓶 15 min 后测定试样在培养前溶解氧的质量浓度。溶解氧的测定按 GB/T 7489—87《水质　溶解氧的测定　碘量法》规定进行操作。

空白试样的测定方法同试样的测定。

(2)稀释与接种法　稀释与接种法分为两种情况：稀释法和稀释接种法。

若 BOD_5 质量浓度大于 6 mg/L，且样品中有足够的微生物，采用稀释法测定；若 BOD_5 质量浓度大于 6 mg/L，但试样中无足够的微生物，采用稀释接种法测定。

①试样的准备。

A. 待测试样。

a. 待测试样准备：测定前待测试样的温度达到(20±2)℃，若试样中溶解氧浓度低，需要用曝气装置曝气 15 min，充分振摇赶走样品中残留的空气泡；若样品中氧过饱和，将容器 2/3 体积充满样品，用力振荡赶出过饱和氧，然后根据试样中微生物含量情况确定测定方法。稀释法测定，稀释倍数按表 14-1 和表 14-2 方法确定，然后用稀释水稀释。稀释接种法测定，用接种稀释水稀释样品。若样品中含有硝化细菌，有可能发生硝化反应，需在每升试样培养液中加入 2 mL 丙烯基硫脲硝化抑制剂。

b. 稀释倍数的确定：样品稀释的程度应使消耗的溶解氧质量浓度不小于 2 mg/L，培养后样品中剩余溶解氧质量浓度不小于 2 mg/L，且试样中剩余的溶解氧的质量浓度为开始浓度的 1/3～2/3 为最佳。

稀释倍数可根据样品的总有机碳(TOC)、高锰酸盐指数(I_{Mn})或化学需氧量(COD_{Cr})的测定值,按照表 14-1 列出的 BOD_5 与总有机碳(TOC)、高锰酸盐指数(I_{Mn})或化学需氧量(COD_{Cr})的比值 R 估计 BOD_5 的期望值(R 与样品的类型有关),再根据表 14-2 确定稀释因子。当不能准确地选择稀释倍数时,一个样品做 2～3 个不同的稀释倍数。

表 14-1 典型的比值 *R*

水样的类型	总有机碳 *R* /(BOD_5/TOC)	高锰酸盐指数 *R* /(BOD_5/I_{Mn})	化学需氧量 *R* /(BOD5/COD_{Cr})
未处理的废水	1.2～2.8	1.2～1.5	0.35～0.65
生化处理的废水	0.3～1.0	0.5～1.2	0.20～0.35

由表 14-1 中选择适当的 *R* 值,按下式计算 BOD_5 的期望值:

$$\rho = R \cdot Y$$

式中,ρ—五日生化需氧量浓度的期望值,mg/L;Y—总有机碳(TOC)、高锰酸盐指数(I_{Mn})或化学需氧量(COD_{Cr})的值,mg/L。

由估算出的 BOD_5 的期望值,按表 14-2 确定样品的稀释倍数。

表 14-2 BOD_5 测定的稀释倍数

BOD_5 的期望值/(mg/L)	稀释倍数	水样类型
6～12	2	河水,生物净化的城市污水
10～30	5	河水,生物净化的城市污水
20～60	10	生物净化的城市污水
40～120	20	澄清的城市污水或轻度污染的工业废水
100～300	50	轻度污染的工业废水或原城市污水
200～600	100	轻度污染的工业废水或原城市污水
400～1 200	200	重度污染的工业废水或原城市污水
1 000～3 000	500	重度污染的工业废水
2 000～6 000	1 000	重度污染的工业废水

按照确定的稀释倍数,将一定体积的试样或处理后的试样用虹吸管加入已加部分稀释水或接种稀释水的稀释容器中,加稀释水或接种稀释水至刻度,轻轻混合避免残留气泡,待测定。若稀释倍数超过 100 倍,可进行两步或多步稀释。

若试样中有微生物毒性物质,应配制几个不同稀释倍数的试样,选择与稀释倍数无关的结果,并取其平均值。试样测定结果与稀释倍数的关系确定如下。

当分析结果精度要求较高或存在微生物毒性物质时,一个试样要做两个以上不同的稀释倍数，每个试样每个稀释倍数做平行双样同时进行培养。测定培养过程中每瓶试样氧的消耗量，并画出氧消耗量对每一稀释倍数试样中原样品的体积曲线。

若此曲线呈线性，则此试样中不含有任何抑制微生物的物质，即样品的测定结果与稀释倍数无关；若曲线仅在低浓度范围内呈线性，取线性范围内稀释比的试样测定结果计算平均 BOD_5 值。

B. 空白试样。稀释法测定，空白试样为稀释水，需要时每升稀释水中加入 2 mL 丙烯基硫脲硝化抑制剂。稀释接种法测定，空白试样为接种稀释水，必要时每升接种稀释水中加入 2 mL 丙烯基硫脲硝化抑制剂。

②试样的测定。试样和空白试样的测定同非稀释法。

6. 结果计算

(1)非稀释法　非稀释法按下式计算样品的 BOD_5：

$$\rho=\rho_1-\rho_2$$

式中，ρ—五日生化需氧量质量浓度，mg/L；ρ_1—水样在培养前的溶解氧质量浓度，mg/L；ρ_2—水样在培养后的溶解氧质量浓度，mg/L。

(2)非稀释接种法　非稀释接种法按下式计算样品的 BOD_5：

$$\rho=(\rho_1-\rho_2)-(\rho_3-\rho_4)$$

式中，ρ—五日生化需氧量质量浓度，mg/L；ρ_1—接种水样在培养前的溶解氧质量浓度，mg/L；ρ_2—接种水样在培养后的溶解氧质量浓度，mg/L；ρ_3—空白样在培养前的溶解氧质量浓度，mg/L；ρ_4—空白样在培养后的溶解氧质量浓度，mg/L。

(3)稀释与接种法　稀释法与稀释接种法按下式计算样品的 BOD_5：

$$\rho(\text{mg/L})=\frac{(\rho_1-\rho_2)-(\rho_3-\rho_4)f_1}{f_2}$$

式中，ρ—五日生化需氧量质量浓度，mg/L；ρ_1—接种稀释水样在培养前的溶解氧质量浓度，mg/L；ρ_2—接种稀释水样在培养后的溶解氧质量浓度，mg/L；ρ_3—空白样在培养前的溶解氧质量浓度，mg/L；ρ_4—空白样在培养后的溶解氧质量浓度，mg/L；f_1—接种稀释水或稀释水在培养液中所占的比例；f_2—原样品在培养液中所占的比例。

BOD_5 测定结果以氧的质量浓度(mg/L)报出。对稀释与接种法，如果有几个稀释倍数的结果满足要求，结果取这些稀释倍数结果的平均值。结果小于 100 mg/L，保留 1 位小数；100～1 000 mg/L，取整数位；大于 1 000 mg/L，以科学计数法报出。结果报告中应注明：样品是否经过过滤、冷冻或均质化处理。

7. 注意事项

(1)空白试样　每一批样品做两个分析空白试样，稀释法空白试样的测定结果不能超过 0.5 mg/L，非稀释接种法和稀释接种法空白试样的测定结果不能超过 1.5 mg/L，否则应检查可能的污染来源。

(2)接种液、稀释水质量的检查　每一批样品要求做一个标准样品，样品的配制方法如下：取 20 mL 葡萄糖-谷氨酸标准溶液于稀释容器中，用接种稀释水稀释至 1 000 mL，测定 BOD_5，结果应在 180～230 mg/L 范围内，否则应检查接种液、稀释水的质量。

(3)平行样品　每一批样品至少做一组平行样，计算相对百分偏差 RP。当 BOD_5 小于 3 mg/L 时，RP 值应≤±15%；当 BOD_5 为 3～100 mg/L 时，RP 值应≤±20%；当 BOD_5 大于 100 mg/L 时，RP 值应≤±25%。计算公式如下：

$$RP=\frac{\rho_1-\rho_2}{\rho_1+\rho_2}\times 100\%$$

式中，RP—相对百分偏差，%；ρ_1—第一个样品 BOD_5 的质量浓度，mg/L；ρ_2—第二个样品 BOD_5 的质量浓度，mg/L。

(4)精密度和准确度　非稀释法实验室间的重现性标准偏差为 0.10～0.22 mg/L，再现性标准偏差为 0.26～0.85 mg/L。稀释法和稀释接种法的对比测定结果重现性标准偏差为 11 mg/L，再现性标准偏差为 3.7～22 mg/L。

三、实验报告

根据检验结果，参考 GB 13457—1992《肉类加工工业水污染物排放标准》，对被检样品的卫生质量进行评价，写出实验报告。

第二部分

实　习

实习一　肉类联合加工企业的教学参观

一、实习目的与要求

了解肉类联合加工企业建筑结构、卫生设施及管理情况；了解屠宰畜禽及屠宰加工过程检疫的方法、步骤。

二、教学方法与手段

在教师和检验员指导下，参观肉类联合加工企业，现场解说每个环节的技术要求及检疫规范。

三、实 习 器 材

点温计；温度计；听诊器；白手术衣；帽子；口罩；长筒胶靴。

四、实 习 内 容

(一)参观肉联厂

1. 参观宰前饲养管理部分重点注意以下事项

①场址选择是否符合兽医卫生要求。

②各种圈舍的建筑结构与布局是否符合兽医卫生要求。

③饲料的保管与调制及饲养管理是否符合兽医卫生要求。

④粪便处理是否符合兽医卫生要求。

⑤屠宰的宰前准备工作(宰前停饲与淋浴)进行的情况。

⑥宰前兽医卫生监督(各种检查、报表制度)的实施情况。

2. 参观屠宰加工部分重点注意以下事项

①厂房和场址的选择是否符合兽医卫生要求。

②厂房与车间的建筑结构、布局以及设备是否符合兽医卫生要求。

③加工过程的机械化程度以及每一工序的卫生水平。

④宰后检验的实施情况与检验点的设置合理性。

⑤产品的种类及保藏方法。

3. 参观急宰车间重点注意事项

①屠宰场(车间)的位置、设备与各功能区隔离程度。

②屠宰场(车间)的管理与加工过程中胴体收容的程序及兽医检查。胴体加工方法与成品的兽医检验情况。

③死亡动物解剖记录与发病的种类。

④产品与废品的处理情况。

4. 参观供水和污水处理系统重点注意事项

①供水系统是否符合饮用水标准。

②污水处理系统是否符合兽医卫生要求。

(二)屠畜宰前检验技术

在宰前为了保障屠畜健康,减少死亡率,需要进行一系列的检查。包括群体检查的动、静、食三大环节观察;熟悉个体检查的看、听、摸、检四大要领操作。

1. 入厂时的验收和检查

屠畜运到屠宰厂后,在卸车前,兽医人员先向押运人员查阅产地检疫证明书,核对屠畜头数;了解产地疫情和途中病亡的情况。当往预检圈驱赶时,观察其外貌、步样、精神状态,如发现异常的应立即隔离,待验收完后进行个体详细检查。预检圈必须按批次分圈。如发现途中病死畜过多,将这批屠畜立即转入检疫隔离圈进行详细的临床检查和诊断。经过查询和核对认为合格的屠畜,允许卸车赶入宰前饲养管理场。然后给予饮水,休息 2～4 h 后再进行逐头检查测温。如发现异常应送隔离圈或送急宰。确认正常的畜禽的转入健康圈。

2. 入厂后的检查

(1)检查以视检为主,行为异常的屠畜应辅以必要的触诊和听诊

检查的步骤是首先观察牲畜静止时的表现,再观察其行动中的动态,借以从畜群中选出可疑病畜,再仔细地进行个体的临床诊断。

在检查之前,应安静地接近畜群,观察牲畜躺卧、站立或行动中有无异常表现。一旦发现有表现异常或不合要求的牲畜,应立即在畜体上做出明显的标志,随即隔离,等待复查。

外貌检查时,呈下述病征者,皆应立即隔离待查。

猪：精神委顿，食欲废绝，关节肿大，呈现跛行，步伐蹒跚，倒卧不起，弓腰曲背，腹部卷缩，垂头呆站，恶寒战栗，呼吸困难，曲颈弯腰，犬坐喘息，鼻盘干燥，流涎淌涕，皮肤溃烂，皮呈疹块，口渴多饮，后躯粪便污染。

牛：体质瘦弱，疲劳倦怠，反应迟钝，被毛粗乱，垂头耷耳，鼻镜干燥，无反刍，后肢麻痹，驱赶不起，呼吸困难，呼吸短促，咳嗽流泪，垂舌肿脸，流涎淌涕，腹胀，角膜混浊，肿眼，下痢，阴户肿胀。

羊：行动迟缓，站立困难，流涎淌涕，头皮溃烂，形成水泡，痉挛抽搐，步态踉跄，转圈运动等。

(2)逐头检温　经外貌检查后的屠畜，无论病健，都应该使它们在安静的环境下充分休息 2～3 h 后逐头进行检温。

目前，我国对屠宰施行体温检查的方法有两种：一种是普通体温计检查，每一个检温员同时使 6～10 支体温计。将全部体温计依次插入屠畜肛门后，检测 5 min 后按原来插入的顺序，依次取出体温计进行读数。另一种是采用半导体数字体温计测定皮温和肛温，目前多用于猪的检查。半导体数字体温计是利用电位差的原理设计成的一种灵敏度更高的电子仪器。使用前应调整好电钮，然后将点温管接触在猪的耳根背后无毛的皮肤上，经 5～7 s，仪器上可显示出动物体温的数字。所得的皮温较直肠检温低 3～3.5 ℃，数字体温计测定体温与普通体温计测温方法相同，经 3～5 min 可显度数。

按屠畜的体温并结合外貌检查将结果分为以下三类。

正常屠畜：准予入场或送宰。

可疑屠畜：隔离休息 2～4 h 后复检一次，如体温降到正常又无临床症状者，按正常屠畜处理。否则认作病畜，留待个体诊断后处理。

高温屠畜：送入病畜隔离圈，留待“个体诊断”后处理。

屠畜宰前检查体温分类见实习表 1-1。

(3)个体诊断　对外貌检查与逐头检温隔离出来的病畜应进行个体的临床检查，辅以必要的实验室检验，做出最后诊断，按规定处理。

实习表 1-1　屠畜宰前检查体温分类表　℃

畜别	体温		
	正常	可疑	高温
牛	37.8～39.9	40～41	41 以上
猪	38～39.9	40～41	41 以上
羊	38.5～40.4	40.5～41.5	41.5 以上

五、实 习 报 告

通过参观，撰写出肉类联合加工企业建筑结构、卫生设施及管理情况、屠畜宰前检验技术的调查报告。

实习二　屠宰加工厂各检验岗位的检验操作

一、实习目的与要求

了解屠宰加工企业中检验点的设置；初步掌握宰后检验程序和检验方法，常见病变的鉴别及处理。

二、器材与试剂

①肉类联合加工厂或定点屠宰场、屠宰加工生产线。

②常用检验工具（检验钩、检验刀和磨刀棒）；常用实验室检验设备（显微镜、玻片、染色液）；工作服；工作帽；胶靴等。

三、方法与操作

（一）头部检验

1. 下颌淋巴结的检验

(1)部位　位于下颌间隙、左右下颌角的下缘内侧、颌下腺的前面，在倒挂的胴体则位于颌下腺的下方。

(2)检验方法　一般由 2 人操作。助手右手握住屠猪的右前肢腕部；左手持长柄铁钩钩住颈部放血口右侧壁中间部分，向右拉；检验者左手持检验钩钩住放血口左侧壁中间部，向左侧拉开切口，右手持检验刀从放血口向深部并向下方纵切一刀，使放血口扩大至喉头软骨和下颌前端，然后，在左右下颌角内侧向下各做一平行切口，从切口的深面便可找到下颌淋巴结，切开该淋巴结观察有无病理变化。如在流水生产线上进行操作，则由一人操作，左手持检验钩钩住放血口，右手持检验刀按上述方法切开放血口和下颌角内侧，找到下颌淋巴结即可。但要求技术熟练，动作准确、迅速。下颌淋巴结的剖检术式见实习图 2-1。

2. 咬肌

(1)部位　下颌角和下颌支的外侧面。

(2)检验方法　用检验钩钩住猪头的一定部位，检验者左手固定猪头，右手持检验刀从左右下颌角外侧沿与咬肌纤维垂直的方向平行切开两侧咬肌，观察有无猪囊尾蚴寄生(实习图 2-2)。

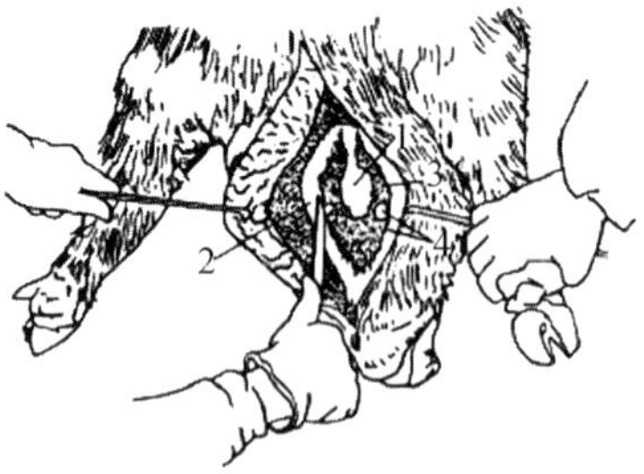

1. 咽喉头隆起；2. 下颌骨角；
3. 颌下腺；4. 颌下淋巴结。

实习图 2-1　颌下淋巴结剖检术式图

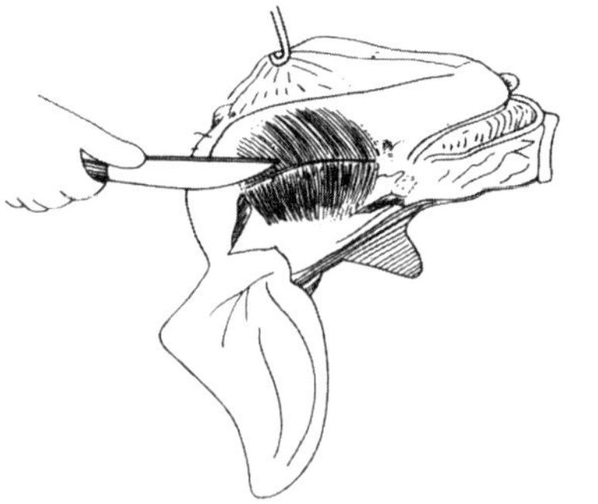

实习图 2-2　猪咬肌剖检术式图

(二)皮肤检验

主要是观察全身皮肤的完整性及其颜色的改变，注意耳根、四肢内外侧、胸腹部、背部及臀部等处，观察有无点状、斑状、弥漫性发红或出血等变化；有无疹块、痘疮、黄染等表现。同时应注意耳尖、蹄冠、蹄踵和指趾间有无水疱或水疱破溃后留下的烂斑和溃疡等。

(三)内脏检验

1. 心、肝、肺检验

(1)心脏检验　先观察外形，检查心包及心包液有无变化，注意心脏的形状、大小及表面状况(如冠状沟脂肪的量及性状)，心外膜有无炎性渗出物、纤维化，有无创伤，心肌内有无囊尾蚴寄生；然后进行剖检，检查时用检验钩钩住心脏左纵沟，用检验刀在与左纵沟平行的心脏后缘纵剖心脏，切开左、右房室，观察心内膜、乳头肌、腱索以及心肌等的变化，特别应注意心瓣膜上有无增生性变化及心肌内有无囊尾蚴寄生(实习图 2-3)。

(2)肝脏检验　先进行外观检验，重点注意观察肝脏的大小、形状、硬度、颜色及肝门淋巴结的性状，胆管内有无寄生虫包囊和结节等；然后进行肝脏的剖检，观察切面的血液量，切面的颜色，有无隆突，小叶的性状，有无病灶及其表现，有无寄生虫，并剖检胆管及胆囊有无异常变化。

(3)肺脏检验

①先进行外观和肺实质检查。用长柄钩将肺脏悬挂,观察肺脏的色泽、形状、大小,触检其弹性及有无结节等变化,或将肺脏平放在检验台上,使肋面朝上,肺纵沟对着检验员进行检验。

②然后进行剖检。切开咽喉头、气管和支气管,观察喉头、气管和支气管黏膜有无变化,再观察肺实质有无异常变化,有无炎症、结核结节和寄生虫等变化。最后剖检支气管淋巴结:左手持检验钩钩住主动脉弓,向左牵引,右手持检验刀切开主动脉弓与气管之间的脂肪至支气管分叉处,观察左侧支气管淋巴结,并剖检;再用检验钩钩住右肺尖叶,向左下方牵引,使肺腹面朝向检验者,用检验刀在右肺尖叶基部和气管之间紧贴气管切开至支气管分叉处,观察右侧支气管淋巴结,并剖检。剖检内容同下颌淋巴结(实习图 2-4)。

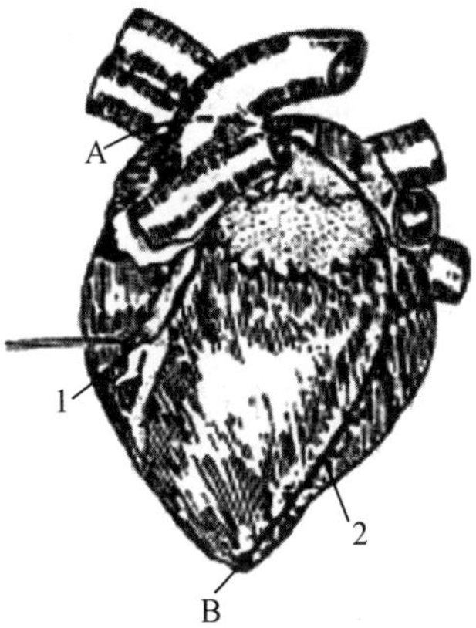

1. 左纵沟(检验钩着钩处);

2. AB线-纵剖心脏切开线。

实习图 2-3　猪心脏剖检术式图

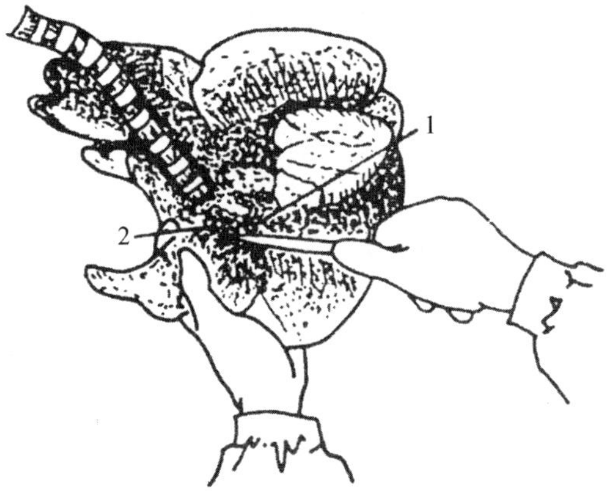

1. 右侧支气管淋巴结;2. 尖叶淋巴结。

实习图 2-4　猪支气管淋巴结的平案剖检术式图

2. 胃、肠、脾的检验

(1)视检　先检查胃、肠的外形和色泽,看其浆膜有无粘连、出血、水肿、坏死及溃疡等变化,再观察肠系膜上有无细颈囊尾蚴寄生;然后观察脾脏被膜的形状、大小、颜色和性状,触检其硬度,观察其边缘有无楔形梗死(实习图 2-5)。

(2)剖检　沿胃大弯和与肠管平行的方向切开胃、肠,检查胃、肠黏膜和胃、肠壁的性状,观察有无出血、纤维素渗出、坏死、溃疡和结节形成,观察脾实质的性状。

(3)肠系膜淋巴结的检验　先观察其外表有无肿胀、出血,周围组织有无胶样浸润;再沿与肠管平行的方向切开淋巴结,观察其性状,注意有无猪弓形体病的病理变化(实习图 2-6)。

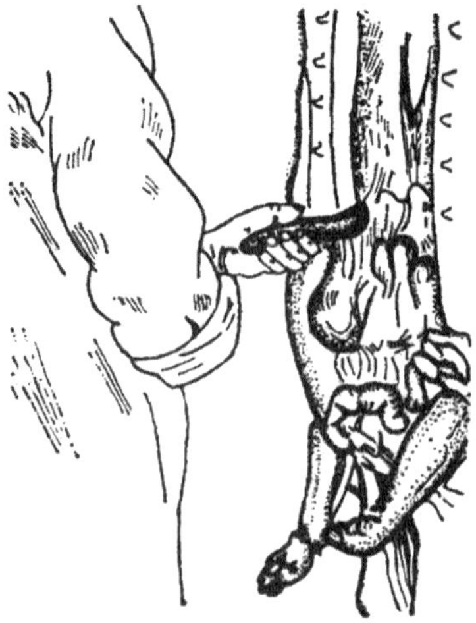

实习图 2-5　脾脏检验图

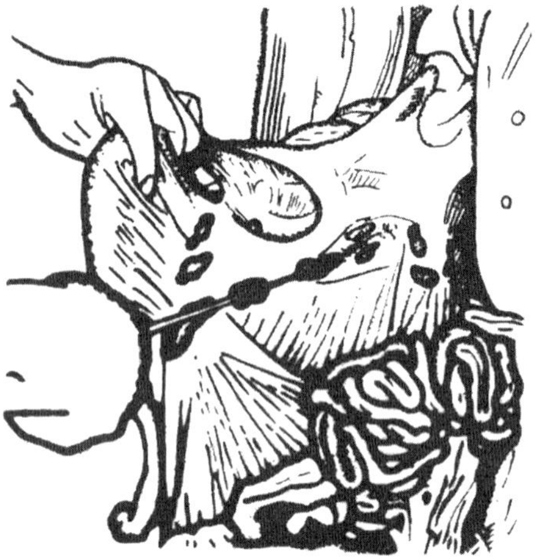

实习图 2-6　肠系膜淋巴结的检验图

(四)胴体检验

1. 一般检查

一般检查主要是观察胴体的放血程度及色泽,分别观察皮肤、皮下结缔组织、脂肪、肌肉、骨及其断面、胸膜和腹膜有无变化。

2. 主要淋巴结的剖检

重点剖检颈浅背侧淋巴结、腹股沟浅淋巴结和髂内淋巴结,必要时增检颈后淋巴结、髂下淋巴结、腘淋巴结和腹股沟深淋巴结。

(1)颈浅背侧淋巴结　在悬挂的胴体上,沿颈基部设一水平线,目测该水平线的宽度,在其中点向背脊方向移 2 指处,以刀尖垂直刺入颈部皮肤组织,然后向下垂直切开颈部组织,在切口上端深处找到该淋巴结,剖检观察。见实习图 2-7 和实习图 2-8。

(2)腹股沟浅淋巴结　在悬挂的胴体上,检验者用检验钩钩住最后乳头稍上方皮下组织并向外侧拉开,用检验刀在脂肪组织层正中切开,找到该淋巴结后剖检观察其性状(实习图 2-9)。

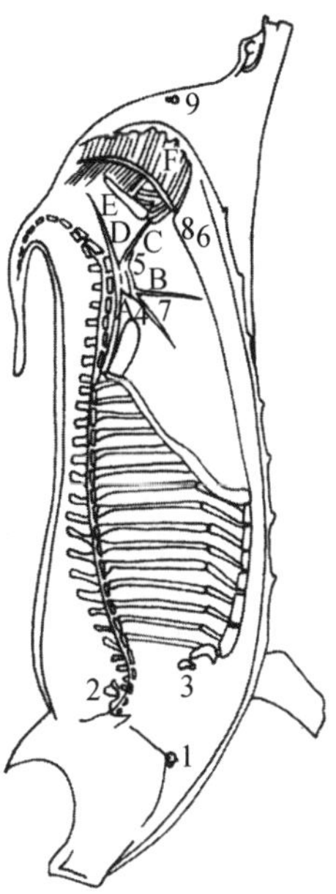

1. 颌下淋巴结；2. 颈浅背侧淋巴结；3. 颈深后淋巴结；4. 髂内淋巴结；5. 腹股沟深淋巴结；6. 髂外淋巴结；7. 髂下淋巴结；8. 腹股沟浅淋巴结；9. 腘浅淋巴结；A. 腹主动脉；B. 旋髂深动脉；C. 髂外动脉；D. 髂内动脉；E. 骨盆联合(断面)；F. 股薄肌。

实习图 2-7　猪胴体淋巴结位置图

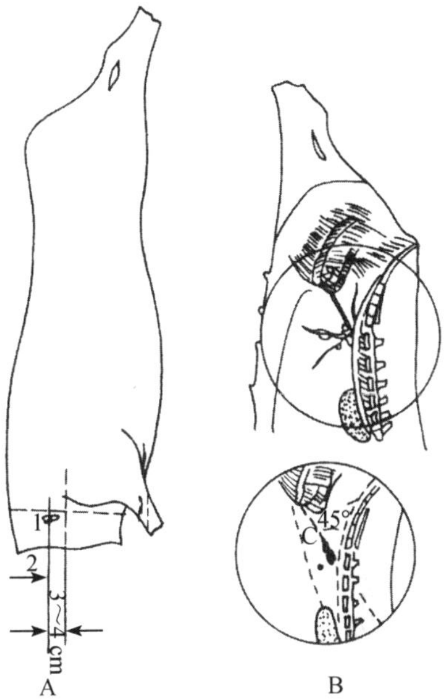

1. 颈浅背侧淋巴结；2. 刀尖刺入点；A. 颈浅背侧淋巴结；B. 髂内淋巴结、腹股沟深淋巴结和髂下淋巴结。

实习图 2-8　猪颈浅背侧淋巴结、髂内淋巴结、腹股沟深淋巴结和髂下淋巴结剖检部位的确定

(3)髂内淋巴结和腹股沟深淋巴结　在悬挂的胴体上，于最后腰椎处设一水平线 AB，再以倒数第一、第二腰椎之间为起点做一直线 CD 与 AB 线相交呈 45°左右的夹角，沿 CD 线切开脂肪层，在切线附近可以找到髂外动脉，在腹主动脉与旋髂深动脉的夹角中，可找到髂内淋巴结，在髂外动脉的路径上或髂外动脉与旋髂深动脉的夹角中可见到腹股沟深淋巴结，如淋巴结未切开，应补刀检验，观察其性状(实习图 2-7)。

(4)髂下淋巴结　在最后乳头处用检验钩钩住整个腹壁组织向左上方牵引，借以暴露腹腔并固定胴体，在腹腔的后部见到由耻骨断面和腹部白色肥膘层将股薄肌及股内侧肌群围成一个红色的半椭圆形肌肉区，在股薄肌断面的腹侧下缘向肾上缘做滑切至皮下，即股阔筋膜张肌前缘，可显露该淋巴结，切开被覆的脂肪层和淋巴结，观察其性状。初学者可从跟结节至肾上缘的连线与倒数第二腰椎水平线的交点深处切至皮下，即可显露该淋巴结。此法既适合于悬挂检验，也适合于操作台上检验。

(5)腘淋巴结　先使胴体的后肢跟结节面对检验者，在跟腱下面的小窝(即股二头肌与半腱肌末端之间的间隙)做一个长 3.5 cm 的切口，即可显正中向外侧旁开至小窝边缘处，用检验刀垂直点刺皮下，暴露该淋巴结，切开观察其性状，或在跟结节下面小窝的下缘设一水平线，在该水平线上目测该处猪腿的厚度，将其 3 等分，在外 1/3 处用刀尖垂直点刺，做一个 3.5 cm 的切口，即可发现该淋巴结(实习图 2-10)。

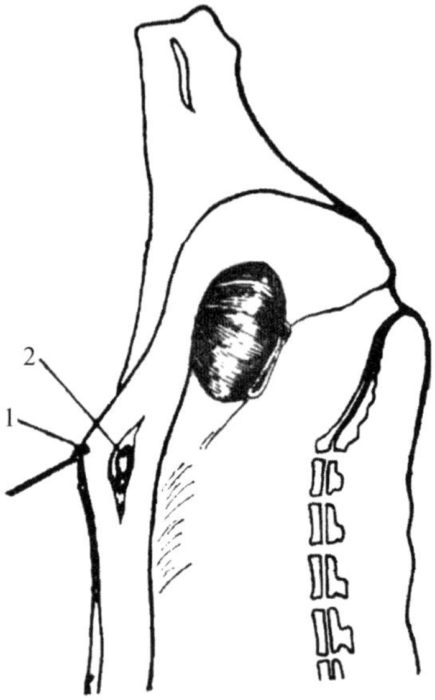

1. 检肉钩着钩处；2. 剖验腹股沟浅淋巴结的切口与切口中的淋巴结。

实习图 2-9　猪腹股沟浅淋巴结的剖验术式图

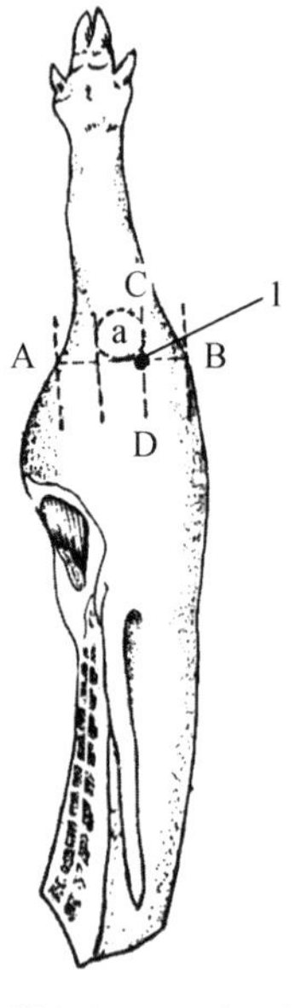

1. 腘淋巴结；a. 腓肠肌、股二头肌与半腱肌相交处形成的浅窝；AB. 切浅窝下沿设的水平横线；CD. 将线 3 等分时的外侧分线。

实习图 2-10　猪腘淋巴结的剖验法

(6)颈深后淋巴结　在胸腔前口处、胸骨柄背侧稍下方(胴体倒挂时)接近胸骨处，切开，即可找到该淋巴结，剖检，观察其性状。

3. 腰肌的检验

腰肌的检验以检验钩固定胴体，在腰肌部位用检验刀紧贴脊柱切开，使腰肌和脊柱分离，然后将检验钩移至已切开的游离腰肌，拉开腰肌，做 3～4 条平行切口，在每个切面上仔细观察有无囊尾蚴寄生。

4. 肾脏的检验

一般多附着于胴体上检验。先用检验钩钩住肾盂部，右手持检验刀沿肾脏边缘处，顺肾脏纵轴轻轻划破肾包膜，切口长约 3.5 cm，然后边将检验钩向外转动边向左下方拉，与此同时，用检验刀刀尖刺入肾包膜切口内，以刀尖的背面向右上方挑起肾包膜，两个动作配合，可将肾包膜完全剥离，迅速视检其表面，观察有无出血点、坏死灶和结节形成，必要时可切开肾脏检验，观察其颜色等情况。

(五)旋毛虫检验

旋毛虫检验见实验四肉中旋毛虫的检验。

四、实习报告

实习报告要求记录操作过程、观察到的病理变化及其分析、收获体会等。

实习三　家禽的宰前检验与宰后检验

一、实习目的与要求

掌握家禽的宰前检验与宰后检验技术。

二、教学方法与手段

参观家禽屠宰厂。

三、实 习 器 材

刀;剪子;镊子;搪瓷盘;盆;污物桶;活鸡若干只。

四、实 习 内 容

①注意掌握家禽的宰前管理的项目、宰前检验的方法与内容、家禽屠宰加工工艺过程、宰后检验点的设置和检验方法。

②参观家禽屠宰厂现场,了解岗位要求及检验技术要点。

③家禽的屠宰检验技术。

A. 屠宰前检验技术。采取以群体检查为主,辅以个体检查的综合方法,将6～8只实验鸡放在笼内,从"静态、动态、饮食状态"3个方面进行观察,先从群体里剔出病鸡或可疑病鸡,然后对这些病鸡或疑似病鸡进行个体检查。将病、健鸡区别、分开。

B. 屠宰后检验技术。将实验鸡屠宰后放血、烫毛、脱毛、清洗、冷却、待检,屠宰后检验以感官检查为主,依次进行体表检查、体腔检查和内脏检查。

a. 体表检查。检查放血程度,皮肤是否完整,清洁卫生,注意头部、肛门有无病变或异常,体躯和四肢关节有无病变。

b. 体腔检查。将白条鸡仰卧放在搪瓷盘中,由胸骨柄到肛门,沿腹中线切开腹壁，并绕肛门一周，在胸前口颈基部切开皮肤，剥离嗉囊，然后自腹壁开口并取出胃、肠、脾以及心、肝等脏器，放在搪瓷盘中待检。

c. 胸腹壁检查。尤其是气囊有无病变，注意观察卵巢有无病变，肺、肾是否正常，有无断肠、粪污或胆污。用手术刀柄钝性剥离肾脏，暴露腰荐神经丛，检查其有无病变，也可自大腿内侧肌肉缝剥离出坐骨神经检查。注意神经干的粗细和色泽。

d. 内脏检查。依次检查肝、脾、心、胃、肠，注意其大小、形态、色泽、弹性，有无出血、坏死、结节和肿瘤等。必要时，可剖开腺胃和肌胃，剥去肌胃角质膜，检查有无出血和溃疡。

五、实 习 报 告

写出家禽宰前检验和宰后检验技术的调查报告。

实习四　家兔的宰前检验与宰后检验

一、实习目的与要求

掌握家兔宰前检验技术，能区分病、健家兔；掌握家兔宰后检验程序、方法和检验内容。

二、器材与试剂

兔笼；家兔若干只；刀；剪；镊子；搪瓷盘；体温计；纱布等。

三、方法与操作

(一)宰前检验

宰前检疫通常以感官检查为主，侧重群体检查，辅以个体检查。对兔笼内的实验兔进行群体检查，注意兔的精神状态是否活泼，被毛是否光洁，呼吸及粪便状况，兔的反应是否敏捷，抓捕时其挣扎情况。将可疑病兔剔出并进行个体检查。注意头部器官有无异常，眼、嘴、鼻黏膜的色泽，有无分泌物及其性状。体躯和四肢皮肤有无创伤，触摸体表淋巴结的大小和硬度，从兔左侧肋骨下触摸到腹部中央，做妊娠检查。

(二)宰后检验技术

1. 检验前准备

先用手术刀或剪子沿下颌骨与第 1 颈椎处切断颈动脉，放血 3～4 min，将兔致死，用水冲洗兔体被毛，然后用刀在颈部、前肢腕关节及后肢跗关节上方 1 cm 处皮肤做环形切口，再沿两后肢内侧，绕过肛门挑切开皮肤并断尾，再由助手倒提并分开兔两后肢，一人用双手自阴部上方翻转皮肤，采用脱袜式方式(实习图 4-1)把皮自阴部拉至头部，剥去皮，断头，截肢，然后放在搪瓷盘中开膛。自耻骨开始，沿腹中线用小刀切开腹壁，取出胃、肠、脾，置于小搪瓷盘中，取出心、肺、肝，置于大搪瓷盘中，进行同步检验。

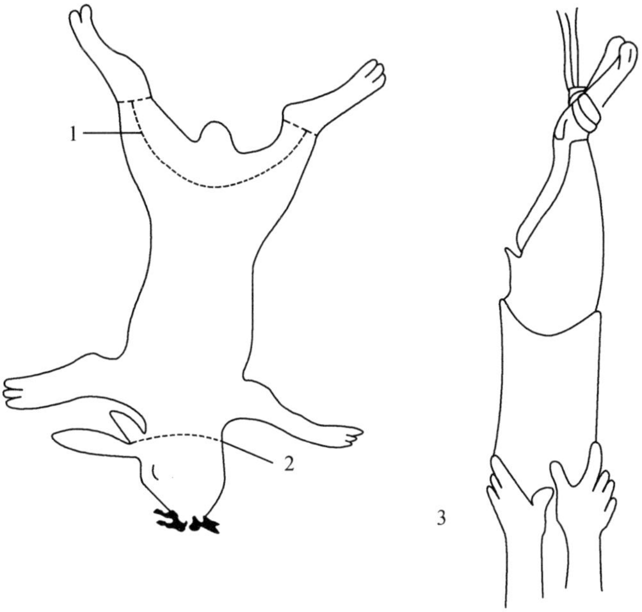

1. 头部剥皮剪开线；2. 尾部剥皮剪开线；3. 翻剥兔皮。

实习图 4-1　家兔剥皮方法

2. 内脏的检验

依次对胃、肠、脾、肝、心、肺、肾进行感官检查，注意其大小、色泽，有无病变，尤其是蚓突和圆小囊浆膜下是否有灰白色小结节，以检验兔伪结核病。兔蚓突为盲肠的游离端，比较细，壁厚而内腔狭窄，长约 10 cm，表面光滑，颜色较淡。圆小囊在回肠与盲肠连接处，由肠管膨大形成的厚壁球囊。

3. 胴体的检查

检查者左手握有齿镊子，钳住左侧腹壁肌肉，右手持剪刀撑开右侧腹壁，视检体腔，再检查体表，注意胴体放血程度，有无出血、黄疸、脓肿等变化，如发现颈部、腋浅和腹股沟淋巴结肿大，呈深红色并有坏死灶，应考虑野兔热和坏死杆菌病。

四、实 习 报 告

简述家兔宰前、宰后检验的方法、步骤，记录检验结果，写出实验报告。

参 考 文 献

王秉栋.2003.食品卫生检验手册.上海:上海科学技术出版社.

陈明勇.2014.动物性食品检验技术.北京:中国农业大学出版社.

郭抗抗.2022.动物性食品卫生学实验指导.3版.北京:中国农业出版社.

赵月兰,王雪敏.2012.新编动物性食品卫生学.北京:中国农业科学技术出版社.

张敏.2007.动物与动物产品检疫检验技术.北京:中国农业出版社.

秦建华,李国清.2015.动物寄生虫病学实验教程.2版.北京:中国农业大学出版社.

王雪敏.2010.动物性食品卫生检验.2版.北京:中国农业出版社.

冯能萍.2015.黄脂肉、黄疸肉的鉴别与处理.畜牧兽医科技信息(4):32-33.

王景意.2017.生猪屠宰检疫中黄脂肉与黄疸肉鉴定与处理.中国畜禽种业,13(4):61.

国家卫生健康委员会,国家市场监督管理总局.2022.食品安全国家标准 食品微生物学检验 菌落总数测定:GB 4789.2 —2022.北京:中国标准出版社.

国家卫生和计划生育委员会,国家食品药品监督管理总局.2016.食品安全国家标准 食品微生物学检验 大肠菌群计数:GB 4789.3—2016.北京:中国标准出版社.

国家卫生健康委员会,国家市场监督管理总局.2024.食品安全国家标准 食品微生物学检验 沙门菌检验:GB 4789.4—2024.北京:中国标准出版社.

国家卫生健康委员会,国家市场监督管理总局.2023.食品微生物学检验 商业无菌检验:GB 4789.26—2023.北京:中国标准出版社.

国家市场监督管理总局,国家标准化管理委员会.2021.旋毛虫诊断技术:GB/T 18642—2021.北京:中国标准出版社.

国家卫生健康委员会,国家市场监督管理总局.2023.食品安全国家标准 食品中铅的测定:GB 5009.12—2023.北京:中国标准出版社.

国家卫生健康委员会,国家市场监督管理总局.2023.食品安全国家标准 食品中镉的测定:GB 5009.15—2023.北京:中国标准出版社.

国家卫生健康委员会,国家市场监督管理总局.2024.食品安全国家标准 食品中总砷及无机砷的测定:GB 5009.11—2024.北京:中国标准出版社.

国家卫生健康委员会,国家市场监督管理总局.2021.食品安全国家标准 食品中总汞及无机汞的测定:GB 5009.17—2021.北京:中国标准出版社.

国家卫生和计划委员会,国家食品药品监督管理总局.2016 食品安全国家标准　食品中苯并(a)芘的测定:GB 5009.27—2016.北京:中国标准出版社.

国家卫生和计划生育委员会,国家食品药品监督管理总局.2016.食品安全国家标准　食品中黄曲霉毒素M族的测定:GB 5009.24—2016.北京:中国标准出版社.

国家卫生和计划生育委员会,国家食品药品监督管理总局.2016.食品安全国家标准　食品中挥发性盐基氮的测定:GB 5009.228—2016.北京:中国标准出版社.

国家卫生和计划生育委员会,国家食品药品监督管理总局.2016.食品安全国家标准　食品 pH 的测定:GB 5009.237—2016.北京:中国标准出版社.

国家卫生和计划生育委员会,国家食品药品监督管理总局.2016.食品安全国家标准　食品中水分的测定:GB 5009.3—2016.北京:中国标准出版社.

国家卫生和计划生育委员会,国家食品药品监督管理总局.2016.食品安全国家标准　食品中亚硝酸盐与硝酸盐的测定:GB 5009.33—2016.北京:中国标准出版社.

国家卫生和计划生育委员会,国家食品药品监督管理总局.2016.食品安全国家标准　食品中生物胺的测定:GB 5009.208—2016.北京:中国标准出版社.

国家卫生和计划生育委员会,国家食品药品监督管理总局.2016.食品安全国家标准　食品中氯化物的测定:GB 5009.44—2016.北京:中国标准出版社.

国家卫生和计划生育委员会,国家食品药品监督管理总局.2016.食品安全国家标准　食品中丙二醛的测定:GB 5009.181—2016.北京:中国标准出版社.

国家卫生和计划生育委员会,国家食品药品监督管理总局.2016.食品安全国家标准　食品中酸价的测定:GB 5009.229—2016.北京:中国标准出版社.

国家卫生健康委员会,国家市场监督管理总局.2023.食品安全国家标准　食品中过氧化值的测定:GB 5009.227—2023.北京:中国标准出版社.

国家卫生健康委员会,国家市场监督管理总局.2024.食品安全国家标准　食品相对密度的测定:GB 5009.2—2024.北京:中国标准出版社.

国家卫生和计划生育委员会,国家食品药品监督管理总局.2016.食品安全国家标准　食品中三甲胺的测定:GB 5009.179—2016.北京:中国标准出版社.

国家卫生健康委员会,国家市场监督管理总局.2022.食品安全国家标准　食品中污染物限量:GB 2762—2022.北京:中国标准出版社.

国家卫生和计划生育委员会,国家食品药品监督管理总局.2016.食品安全国家标准　鲜(冻)畜、禽产品:GB 2707—2016.北京:中国标准出版社.

国家卫生和计划生育委员会,国家食品药品监督管理总局.2016.食品安全国家

标准　熟肉制品:GB 2726—2016.北京:中国标准出版社.

国家卫生和计划生育委员会,国家食品药品监督管理总局.2015.食品安全国家标准　腌腊肉制品:GB 2730—2015.北京:中国标准出版社.

中华人民共和国国家卫生和计划生育委员会.2015.食品安全国家标准　食用动物油脂:GB 10146—2015.北京:中国标准出版社.

中华人民共和国国家卫生和计划生育委员会.2015.食品安全国家标准　蛋与蛋制品:GB 2749—2015.北京:中国标准出版社.

中华人民共和国国家卫生和计划生育委员会.2015.食品安全国家标准　罐头食品:GB 7098—2015.北京:中国标准出版社.

中华人民共和国国家卫生和计划生育委员会.2015.食品安全国家标准　鲜、冻动物性水产品:GB 2733—2015.北京:中国标准出版社.

国家卫生健康委员会,国家市场监督管理总局.2024.食品安全国家标准　食品添加剂使用标准:GB 2760—2024.北京:中国标准出版社.

国家标准化管理委员会.2008.肉与肉制品感官评定规范:GB/T 22210—2008.北京:中国标准出版社.

环境保护部.2009.水质　五日生化需氧量(BOD_5)的测定　稀释与接种法:HJ 505—2009.北京:中国标准出版社.

国家环境保护局.1987.水质　溶解氧的测定　碘量法:GB 7489—87.北京:中国标准出版社.